AF509423

EXPÉRIENCES

SUR

La Circulation observée dans l'universalité
du systême vasculaire ; les phénomènes de
la Circulation languissante ; les mouvemens
du sang indépendans de l'action du cœur ;
la pulsation des artères ;

PAR SPALLANZANI.

Ouvrage traduit de l'italien avec des notes, précédé
d'une esquisse de la Vie littéraire de l'auteur ;

Par J. Tourdes, docteur en médecine de l'université de
Montpellier, médecin de l'armée française en Italie, &c.

A PARIS,

Chez Maradan, Libraire, rue Pavée-André-des-
Arcs, nᵒ. 16.

SOMMAIRE

des notices sur la vie littéraire de Spallanzani.

NOTICES

SUR LA VIE LITTÉRAIRE

DE SPALLANZANI.

AVERTISSEMENT.

CES Notices étaient destinées à faire partie d'un ouvrage plus détaillé sur le professeur Spallanzani. Carminati avait tracé l'historique de sa vie privée ; Bréra devait décrire la maladie à laquelle il a succombé ; je m'étais chargé d'analyser ses divers écrits. Nous voulions nous distraire du chagrin de sa perte, en lui élevant un monument digne de ses vertus et de sa gloire. Nous allions nous réunir pour donner à ce travail l'ensemble dont nous étions convenus, lorsque les revers de l'armée d'Italie ont tout-à-coup renversé nos projets.

Incertain si je reverrai ces deux illustres médecins, je me décide à publier séparément le résultat de mes faibles recherches, sans changement ni addition. Le lecteur n'oubliera donc ni mon premier but, ni le titre de cet essai. Ce ne sont que quelques fleurs jetées par l'amitié sur la tombe du célèbre naturaliste de Pavie. Si j'eusse voulu faire un éloge, j'aurais suivi un autre plan. Le véritable historien de Spallanzani doit être Sénebier, son intime ami depuis plus de vingt ans.

Je témoigne ici mes remercîmens au bibliothécaire de l'université de Pavie, le Père Zanorini, qui a bien voulu me prêter les livres qui m'ont été nécessaires, et me donner tous les renseignemens que je lui ai demandés.... Le frère de Spallanzani, jurisconsulte très-éclairé, m'a aussi fourni un mémoire manuscrit (1) qui m'a été d'un très-grand secours. J'ai encore puisé dans un opuscule qui paraîtra incessamment, (*Notices littéraires sur l'Italie*) un assez grand nombre de matériaux....

----

(1) Sénebier aura reçu une copie de ce Mémoire.

NOTICES

SUR LA VIE LITTÉRAIRE

DE SPALLANZANI.

§. I.

Lazare Spallanzani naquit à Scandiano (1)
le 12 janvier 1729. Son père exerçait avec distinction la jurisprudence, et mourut à l'âge
de quatre-vingt-cinq ans, regretté de ses con-
citoyens. Sa mère, Lucie Cigliani, était native
de Colorni, dans le duché de Parme. Lazare
Spallanzani fit ses premières études dans la
maison paternelle (2). A quinze ans, on l'eu-

---

(1) Scandiano est une petite ville située au nord-est des
Apennins, à sept milles de Reggio, et quatorze de Mo-
dène ; sa population est d'environ quinze cents ames.....
La famille des Vallisnieri était originaire de Scandiano.

(2) Je pourrais ajouter des lieux communs sur l'enfance de Spallanzani, sur ses goûts, sur ses amusemens, &c.
mais la sagacité et la pénétration des premières années ne
sont pas toujours les avant-coureurs ou les indices d'un
jugement éclairé et d'une imagination féconde.... On m'a

voya à Reggio, où il étudia la rhétorique et la philosophie sous la direction des Jésuites. Ses progrès rapides fixèrent l'attention de ses maîtres, qui, ainsi que les Dominicains, le jugèrent digne de soutenir la gloire de leur ordre ; mais l'élève se refusa à toute espèce d'engagement.

Il passa ensuite à l'université de Bologne. Une femme célèbre, Laura Bassa, y professait la physique expérimentale. Cousine du jeune Spallanzani, elle eut pour lui tous les égards d'une tendre parente, d'une amie véritable, d'un maître éclairé. L'élève ne fut pas ingrat ; il justifia bientôt les belles espérances qu'on en avait conçues. Une thèse brillante soutenue aux applaudissemens d'un auditoire nombreux, le distingua de ses autres condisciples. Les professeurs de cette école célèbre l'admirent dans leur société ; quelques-uns même le chargèrent de les remplacer dans des leçons qu'ils ne pouvaient donner.

Il apprit à cette époque les langues grecque et française sous le docteur Bianconi ; il se livra particulièrement au grec, et devint bien-

---

cependant assuré que telle était l'intelligence du jeune Spallanzani, que ses camarades lui avaient donné le surnom d'*astrologue*.

tôt capable de comprendre Homère, Démosthène, &c. Pénétré du précepte d'Horace :

> Exemplaria græca
> Nocturnâ versate manu, versate diurnâ.

il donnait tous ses momens à la lecture de ces ouvrages immortels, et leur dut sans doute cette clarté, cette énergie et cette éloquence qui caractérisent ses écrits.

Par une suite de cette coutume qui destine les enfans à la profession de leurs pères, Spallanzani étudia la jurisprudence ; mais la sécheresse de cette étude ne pouvait guère captiver un esprit fier, indépendant, déjà susceptible des conceptions les plus hardies ; aussi, après quelques années de peines et de dégoûts, il se décida à renoncer à un état pour lequel il ne sentait ni penchant ni vocation, et revint aux sciences physique et mathématique, auxquelles il se livra pendant trois ans avec cette ardeur qu'excitent les difficultés vaincues et les obstacles à surmonter. De-là ce talent d'analyse, cet esprit d'observation qui devait le conduire aux plus belles découvertes ; cette saine logique qui, n'admettant que des idées claires et des conséquences vigoureuses, le prévint contre toute espèce d'hypothèse, contre les illusions de l'amour-propre et de l'imagination.

Alors s'agrandit le cercle de sa réputation :
on desire , on recherche sa correspondance ,
et l'école où il avait puisé les premiers élémens
des sciences , s'empresse de le choisir pour
enseigner la philosophie et les belles-lettres.
C'est à l'âge de vingt-six ans que Spallanzani,
devenu professeur , jette dans Reggio les fondemens de l'édifice majestueux de sa gloire.
Il appartient à cette ville de se vanter d'avoir
possédé la première un des savans qui font le
plus d'honneur à l'Italie. Nous allons le suivre
dans les différentes époques de sa vie littéraire.
Tour - à - tour chimiste , physicien , physiologiste , littérateur, naturaliste, on le verra toujours génie profond , observateur habile , ana-
lyste rigoureux , écrivain éloquent , auteur
accompli.

§. II.

On regarde comme une des meilleures traductions d'Homère celle qu'a publiée le célèbre
Salvini (1) ; elle est en général exacte et soi-

____

(1) On préfère aujourd'hui avec raison la traduction
de l'abbé Cesarotti, professeur d'éloquence et de belles-
lettres dans l'université de Padoue. On trouvera dans les
Notices littéraires sur l'Italie, quelques détails sur les autres
écrits de ce poète trop peu connu en France.

gnée. Cependant , en la lisant avec quelque attention , on y découvre un nombre assez considérable d'erreurs , de contre-sens et d'o-missions.... Spallanzani , dans l'agréable *Ville-giature* de Monfalcon , à l'ombre d'un bosquet , loin de toute spéculation philosophique , trace au comte Algarotti le résultat de ses médita-tions sur Homère , et lui expose avec franchise les fautes les plus grossières qui ont échappé au traducteur florentin (1). Suivant lui , Sal-vini a affaibli , par une surabondance de pa-roles , l'énergie de la langue grecque ; il a quel-quefois interprété faussement le sentiment du poëte , et lui a fait dire ce qu'il ne pensa jamais. Il n'a rendu ni le sens , ni la véritable signifi-cation d'une foule de mots.... Spallanzani jus-tifie ses différens reproches ; il entre dans les détails les plus curieux sur l'étymologie de plusieurs mots ; il détermine leur valeur , il rétablit le sens du texte grec ; il trouve dans sa langue des expressions assez fortes et hardies pour peindre les vives et brillantes

____

(1) *Lettere tre dell' ab. Lazzaro Spallanzani , al sig. comte Algarotti ,* Reggio , 1er juin 1761.... Ces lettres sont insérées dans le quatorzième volume des Œuvres d'Algarotti , nouv. édit. de Venise , *in-8°.* 17.... Je ne crois pas qu'on les trouve ailleurs.

images d'Homère, affaiblies ou défigurées par le poète italien. Il s'arrête sur la fameuse description de cette ceinture divine et mystérieuse que Vénus offrit à la reine des dieux : description que les poètes de toutes les nations (1)

---

(1) Le lecteur me saura peut-être gré d'avoir ajouté aux traductions rapportées par Spallanzani celles de Pope, de Cesarotti, ainsi que l'imitation de Dumoustier.

> And from her fragrant Breast the zone, unbrac'd,
> With varions skill and high embroid'ry grac'd
> In this was ev'ry art, and ev'ry charm,
> To win the Wisest, and the coldest Warm:
> Fond love, the gentle vow, the gay desire
> The kind deceit, the still-reviving fire
> Persuasive speech, and more persuasive sighs,
> Silence that spoke, and eloquence of eyes.

P O P E, trad. de l'Iliad. chant XIV.

> . . . . E si dicendo,
> Scioglie dal petto alabastrino il cinto,
> Cinto d' inenarrabile textura,
> Di portenti fecondo, alle sue fila
> Invisibili al guardo, erano intorno
> Quei susurranti pechie à fiori estivi,
> Tutti i genj d' amore, i cari vezzi,
> Gli accorti cenni, il tenero sorriso
> E desio tutto foco, e la repulsa
> Dolce ritrosa che negando invita,
> E silenzo che chiede, e il bel mistero
> Col dito in su le labbra, e la soave
> Sospirosetta, amabile tristezza,
> E i vaghi sdegni, e le animate paci,
> E i molli scherzi, e volutte spiranti,
> Ebrezza di delizie, il quanto al fine

ont cherché à traduire ou à imiter, dont Sal-
vini a fait une version digne sans doute des
plus grands éloges

> Disse; e del petto sciolse da belta punto
> Cuojo, ingegnoso floviato e vago ;
> Ov' lavorati son tutti i suoi vezzi,
> E l' attrative tutte e leggiadre;
> Ove è l' amore, il genio, il favello,
> La Consolazione colla Carezza,
> Che ruba il senno ai savj ancor più grandi.

> Forma il senso ineffabile per cui
> Delira il saggio e s'incantena il forte.

> *Chant XIV, p. 48, tom. 2, édit. de Turin.*

On y voyait l'Amour conduit par l'Espérance,
Les timides Aveux, la molle Résistance,
La Pudeur enfantine et les jeunes Plaisirs
Qui fuyaient, agaçaient, caressaient les Desirs.
Auprès d'eux paraissaient la Volupté, ses charmes,
Ses transports, sa langueur, les yeux baignés de larmes,
La douce Intimité, les soupirs, les sermens,
Les caprices suivis des raccommodemens.

Mais sur le revers de la ceinture. . . . . .

> La main des tristes Euménides
> Avait tracé les noirs soupçons,
> La haine, les baisers perfides,
> Les vengeances, les trahisons,
> Par de sombres détours la pâle Jalousie
> Se traînant d'un pas chancelant,
> A l'Amour infidèle arrachait en tremblant
> Le masque de l'Hypocrisie.

> *Lettres sur la Mythologie, 2ᵉ part. pag. 58.*

N'est-elle pas cependant de beaucoup inférieure à celle de Boileau , et Jupiter n'eût-il
pas préféré la déesse immortelle avec le cos-
tume français ?

> Après ces mots Vénus détacha sa ceinture ,
> Ouvrage industrieux , rare et belle parure
> Où brillaient à l'envi les plus charmans attraits ,
> L'amour , les doux desirs , les entretiens secrets,
> Les discours décevans , le doux et feint langage ,
> Qui dérobe souvent le cœur même au plus sage.

Je ne suivrai pas plus loin Spallanzani dans
sa critique judicieuse de la traduction d'Homère de Salvini. Ce n'est pas en rhéteur or-
gueilleux , en pédant grammairien qu'il fait
l'analyse de cet ouvrage ; l'érudition la plus
variée brille à côté du jugement le plus droit.
Par-tout il montre une connaissance profonde
de la langue grecque ; ici il critique avec fi-
nesse ; là il rapproche et compare avec discer-
nement et intérêt divers passages de l'Iliade
imités , traduits ou commentés par le chantre
de Mantoue , le poète d'Arezzo , l'auteur de
l'Art poétique.

§. I I I.

L'ORIGINE des fontaines est sans doute
une des merveilles de la nature. Si le spectacle

d'une eau qui jaillit des flancs d'un rocher, ou s'éleve au milieu d'une plaine ne nous étonne point, c'est qu'il est constamment sous nos yeux, et que l'usage et l'habitude frappent d'indifférence les objets les plus dignes de notre admiration.

On a long-temps disputé sur la source primitive des fontaines. Les anciens leur donnaient une cause mystérieuse. Une naïade plaintive versait au sein des bois un torrent de larmes; elles désaltéraient un site brûlant, fertilisaient une prairie, formaient un ruisseau timide, un courant furieux. Quelques modernes ont supposé que les eaux de la mer circulent dans les entrailles de la terre, et s'échappent à sa superficie par autant de canaux ou syphons qu'elle offre de jets. Cette opinion fondée sur une croyance religieuse, et fortement appuyée par la secte enthousiaste des cartésiens, a disparu devant la froide raison des physiciens du dernier siècle. L'on croit aujourd'hui assez généralement que les vapeurs qui s'élèvent sans cesse de la surface terraquée, condensées dans les régions supérieures de l'atmosphère, se précipitent sur la cime des montagnes, s'infiltrent dans leur tissu, et trouvant des obstacles qui s'opposent à une pénétration ultérieure, s'échappent par les fentes les plus déclives, et deviennent ainsi l'origine et la source des fontaines.

Spallanzani, dans ses courses fugitives sur l'Apennin (1), eut la satisfaction de surprendre en quelque manière la nature sur le fait dans la formation primitive des fontaines. Il les vit plus ou moins nombreuses et abondantes, suivant la direction des montagnes, leur structure, et sur-tout leur facilité à convertir en eau les vapeurs suspendues dans les airs, et leurs dispositions à la conserver et à la transmettre par des orifices latéraux constamment inférieurs à la cime des monts contigus ou éloignés.

L'élasticité de l'eau est-elle la cause du rebondissement ou ricochet des pierres qu'on jette obliquement sur la surface d'un lac ou d'une rivière ? Spallanzani, d'après des raisonnemens et des calculs très-ingénieux (2), attribuerait cet effet à la direction que suit la pierre en s'échappant de la fossette qu'elle a

---

(1) *Descrizione d'un viaggo montano, con osservazioni sull'origine delle fontane, lettere due al Vallisnieri figlio, 1762.... racolta d'opusculi scientifici, tom. XIV.*

(2) *De lapidibus ab aquâ resilientibus dissertatio, in-12, 1766....* On trouve encore cette dissertation, dédiée à Laura Bassa, dans le journal cité dans la note précédente.

formée par son choc sur la surface de l'eau :
direction qui occasionne un rebondissement
d'autant plus continué , que l'angle de la pro-
jection à l'horizon est plus petit.

§. IV.

SPALLANZANI professa pendant six ans au
collége de Reggio. C'est dans cette ville qu'il
commença à faire pressentir ce qu'il serait un
jour comme naturaliste. Le microscope fut
l'instrument de ses premières expériences :
elles eurent pour objet les *animalcules infusoires* (1) , et annoncèrent un esprit observateur, pénétrant , exact , et capable des recherches les plus sublimes. La renommée porta
son nom au-delà des Alpes; il retentit des rives
du Pô aux bords de la Tamise, du Tage, du
Wolga. Diverses universités , nationales et
étrangères, recherchèrent un homme dont les

____

(1) Quoique Spallanzani n'ait publié qu'à Pavie son
premier essai sur les animalcules infusoires, il paraît ,
d'après une lettre de Needham à Charles Bonnet, qu'il
en avait préparé à Reggio même presque tous les matériaux. Je note ce fait , parce que quelques auteurs ont
voulu s'attribuer plusieurs découvertes que Spallanzani
avait rendues publiques à Reggio , long - temps avant
qu'ils fissent connaître leurs ouvrages.

destinées s'annonçaient d'une manière si brillante. Coimbre, Parme, Césène, Modène, Pétersbourg, lui firent les offres les plus hono-
rables, les plus avantageuses; il choisit Modène
pour être plus à portée de voir sa famille et de
la soulager : il était alors dans sa trente-deu-
xième année.

§. V.

LES végétaux reproduisent leurs tiges, qui
se développent, croissent, portent des fleurs,
des feuilles et des fruits. L'animal a-t-il aussi
la faculté de régénérer les organes dont on le
prive ? Les nouveaux organes offrent-ils une
structure semblable à celle de ceux qu'ils rem-
placent ? peuvent-ils exécuter les mêmes fonctions ? Voilà sans doute une des matières les
plus intéressantes de l'histoire naturelle. Quelques physiologistes s'en sont occupés. Néanmoins, faute d'un assez grand nombre d'observations et d'expériences, la théorie des reproductions animales était encore couverte
d'un voile épais. Les uns contestaient une force
régénératrice, ou n'admettaient que la repro-
duction des parties inorganiques produite par
l'action passive d'un suc extravasé, sans structure régulière, déterminée. D'autres alléguaient
que l'exemple de quelques êtres animés doués
de

de l'organisation la plus simple, ne suffisait pas pour résoudre un problême aussi étendu, aussi compliqué.

A la vérité, la régénération du polype et de quelques petits insectes, ne saurait établir une loi générale et commune à tous les animaux ; mais si ceux qui sont pourvus de nerfs, de fibres, de vaisseaux, d'un cœur, d'un estomac, d'un cerveau, ont la faculté de reproduire divers organes, il faut s'abandonner à un ridicule scepticisme, ou croire à une force régénératrice, quels que soient son mode, son essence et ses moyens. Personne n'a traité le sujet des reproductions animales d'une manière aussi variée, aussi originale que le professeur Spallanzani(1). Il a confirmé les régénérations multipliées du polype et du ver de terre; il a découvert que le ver d'eau douce en bateau se reproduit à l'infini, et qu'il revit en autant de morceaux

______

(1) *Prodromo sopra le riproduzioni animali*, in-8°. Modène, 1768. Cet opuscule, qu'on a traduit en français, en allemand et en anglais, n'est qu'un précis d'un grand ouvrage que Spallanzani se proposait de donner sur les reproductions animales. Quoiqu'il l'ait plusieurs fois annoncé, il ne l'a jamais publié. Je lui en demandai un jour les motifs ; il me répondit que les détails et les éclaircissemens de son ami Bonnet avaient rendu son écrit inutile et superflu.

B

qu'il est possible de le diviser. Des animaux d'un mécanisme supérieur ont donné des résultats non moins étranges. Plusieurs espèces de crapauds ont recouvré leurs pattes, des lézards leur queue, le limaçon ses cornes, l'escargot terrestre presque tous ses membres. L'auteur avait même avancé que ce dernier reproduisait sa tête ; mais des recherches ultérieures plus exactes ont fait voir que le cerveau des escargots n'est pas situé dans la partie qui était amputée. L'expérience cependant n'est pas moins étonnante ; si elle n'offre point le renouvellement d'une tête, elle présente au moins la régénération d'une partie fournie d'un appareil organique très-compliqué (1).

On connaît les prodiges surprenans attribués à la salamandre ; un poison subtil et mortel coulait dans ses veines ; elle pouvait vivre et

---

(1) Spallanzani tenait beaucoup à la reproduction de l a tête des escargots terrestres. Dans un superbe mémoire inséré dans les actes de l'académie italique de Vérone (*risultati di sperienze sopra la riproduzione della testa nelle lumache terrestri*, tome I, an. 1782, et tom. II, an. 1784), il revient sur cette expérience, il rapporte d'autres faits, il ajoute de nouveaux détails ; il cite même très au long les auteurs qui ont appuyé ou combattu son opinion ; parmi les premiers on distingue Turgot, La-

se multiplier au milieu des flammes , qu'on regardait comme son élément naturel. La saine philosophie a dissipé ces chimères, et démontré la fausseté de tant d'attributions. Cependant, dépouillée de ses prérogatives imaginaires, la salamandre est encore digne de toute notre admiration ; non-seulement elle renouvelle les mâchoires, la queue, les jambes, &c. mais encore elle recouvre ces mêmes parties amputées de nouveau ; en sorte que si l'on coupe successivement ses extrémités, on compte, après deux mois, quatre-vingt-dix-neuf os reproduits.

§. V I.

L'univers était encore étonné des recherches relatives aux reproductions animales, lorsque Spallanzani publia un nouvel opuscule

---

voisier, Ténon, Hérissant, Bonnet, Senebier, Scheffeer, Muller Roos, Troïle ; les seconds sont Murray, Wastel, Cotte , Bomare , Adanson , Schroëter , Argenville et Presciani. Ce dernier a démontré que Spallanzani coupait une partie bien différente du cerveau. J'ai vu la préparation anatomique d'après laquelle il a fait son Mémoire : elle est déposée dans le cabinet de physique animale de l'université de Pavie , dû en très-grande partie aux talens et à l'adresse de ce célèbre physiologiste.

sur la circulation du sang (1). Il en fit hommage à Haller, comme le fruit de la lecture et de la méditation de ses travaux immortels sur cette importante fonction.

Les salamandres sont les victimes de sa meurtrière et savante curiosité ; Spallanzani les tire de l'heureuse obscurité où elles avaient vécu jusqu'alors, et leur fait partager la célébrité que les grenouilles semblaient s'être acquise exclusivement.... Les salamandres ont un grand nombre de vaisseaux ; ils sont très-transparens ; il est facile de les préparer , et d'observer les phénomènes qu'ils présentent.

La force du cœur sur les artères et les veines, et la vélocité relative du sang dans les vaisseaux gros , moyens et petits, sont le principal objet des recherches de notre professeur. Ses observations ne s'accordent pas toujours avec l'opinion générale ; quelques-unes détruisent entièrement plusieurs faits avancés par le physiologiste de Berne. Combien d'autres se fussent vengés cruellement de cette contradiction ! la colère des savans est quelquefois si terrible ! Mais Spallanzani avait fait serment de fidélité

---

(2) Dell' azione del cuore ne' vasi sanguigni , nuove osservazioni dell' abatte Spallanzani , prof. di filosofia , nell' universita di Modena, &c. *in-8°*. 1768.

à la nature, à la vérité; et son adversaire était d'ailleurs le plus doux, le plus honnête, le moins envieux, le plus instruit des hommes; c'était Haller.

§. V I I.

L'ART d'expérimenter ne consiste pas uniquement à recueillir des faits, à les ordonner, à les classer; il faut auparavant imaginer les procédés qui déterminent le succès des expériences, et s'assurer du côté par lequel la nature est accessible. Cet art requiert sur-tout un grand amour de la vérité, l'abandon des opinions les plus favorites, un esprit libre de systêmes et de préjugés, une raison froide et sévère; il devient autrement une source féconde en erreurs d'autant plus dangereuses, qu'elles sont plus propres à faire des dupes, et moins faciles à détruire. Il ne manquait à Spallanzani aucune des dispositions requises pour dévoiler, à l'aide de cet art, les secrets de la nature; mais il était doué d'une imagination si active et si féconde, qu'il lui était impossible d'exécuter tous les projets qu'il concevait; il les notait seulement dans son journal : un jour plus heureux pouvait les voir se réaliser. Ce fut sans doute autant par défaut de loisir, que par zèle pour les progrès de l'histoire naturelle, qu'il se décida à publier une série d'expériences à tenter sur la génération des mulets dans la classe des insectes (1). Personne, que je sache, n'a profité d'un plan aussi simple et aussi bien conçu. L'exécution aurait pourtant jeté quelque lumière sur une des fonctions les moins connues, la fécondation des êtres animés.

§. VIII.

SPALLANZANI entretenait déjà la correspondance la plus suivie avec Charles Bonnet; ils se communiquaient mutuellement leurs travaux et leurs découvertes; ils ne publiaient aucun ouvrage sans s'être auparavant consultés. Il serait difficile de citer, dans l'histoire des lettres, deux savans qui aient eu un commerce plus intime, plus actif, plus franc de part et d'autre. Ce fut peut-être par reconnaissance et par amitié, que le professeur de Modène traduisit en italien les célèbres Contemplations du naturaliste de Genève (2). Les

---

(1) Invito a intraprendere sperienze onde avere muletti nel popolo degli insetti per tentar di sciogliere il gran' problema della generazione, *in-8°. Modena,* 1768.

(2) Contemplazioni della natura del signor Bonnet, trad. dal francese, con note. *Modena,* 1769, 2 vol *in-8.*

notes savantes et nombreuses qu'il y a ajoutées n'ont pas peu contribué au débit de cet ouvrage...., On en a déjà donné quinze éditions.

§. I X.

L'université de Pavie (1) n'offrait , vers le milieu de ce siècle , que le souvenir des hom-

---

(1) Pavie, ville municipale romaine , a été la résidence de plusieurs empereurs, et de presque tous les rois lombards. Pillée, saccagée toutes les fois que son territoire a été le théâtre de la guerre , elle ne présente aujourd'hui que l'aspect cadavéreux d'une cité jadis florissante , des maisons en ruine , des rues désertes , des remparts démolis, des tours chancelantes, une population peu nombreuse , l'atmosphère chargée d'exhalaisons méphitiques.... Tout attriste dans cette ville le voyageur sensible; l'habitant seul voit ses ruines avec indifférence ; la grandeur passée de sa patrie ne l'affecte plus, elle est effacée de sa mémoire ; il ne voit que ses malheurs présens, sans chercher à les réparer ou à en prévenir de plus affreux. Il traîne une vie monotone au sein de l'oisiveté ; il ne s'honore que de son université, la première, sans contredit , de l'Italie. Cependant le Tésin baigne les murs de Pavie ; il est navigable jusqu'aux montagnes de la Suisse ; il se jette dans le Pô à deux ou trois milles de distance, et le Pô traverse la Lombardie depuis les Alpes françaises jusqu'à la mer Adriatique. Il est peu de villes dans l'intérieur de l'Italie aussi commodes pour former des magasins , des entrepôts , des ma-

mes célèbres qui y avaient professé. Elle n'avait ni bibliothèque, ni instrumens de physique, ni museum, ni cabinet d'anatomie, ni jardin de botanique. Les études étaient dans une langueur désespérante. L'histoire notera les efforts que fit une reine philosophe pour rendre à cette école illustre son ancienne splendeur (1). Par ses soins, l'université de Pavie

---

nufactures; il faudrait sans doute des circonstances plus heureuses, des encouragemens du gouvernement, et surtout un peu plus d'activité et d'industrie de la part de ses honnêtes citoyens. Qu'ils commencent avant tout par saigner leurs marais, ces foyers de corruption et de mort; ils y réussiront d'autant plus facilement qu'avec peu de temps et de dépenses, ils peuvent les déverser dans les eaux rapides des rivières et des fleuves qui les avoisinent... Il meurt annuellement à Pavie une personne sur vingt-sept, ou, plus exactement, le nombre des morts est à celui des vivans comme 1 : 27 $\frac{1714}{4085}$. La mortalité est encore plus effrayante à Mantoue; il y périt une personne sur 19 $\frac{3845}{4814}$. A Milan, la proportion entre les vivans et les morts est : 1. 31. *Voyez* un superbe Mémoire de Fontana intitulé : *Dissertazione di aritmetica politica, soprà il modo di calcolare la vita media dell' uomo e soprà l' errore degli scrittori d' aritmetica politica, e di qualche geometra di confondere la vita media colla vita futura probabile.* Milan, 1798, *in-*12. (Extrait des Notices littéraires sur l'Italie.)

(1) Un des professeurs qui a fait le plus d'honneur à l'ancienne école de Pavie, est Gaspard Aselli; il y ensei-

compta bientôt parmi ses professeurs les savans les plus distingués en physique, en mathématiques, en médecine , &c. le P. Bosco-
vich, Grégoire Fontana, Burserius, Moscati....
Spallanzani y fut appelé en 1770 pour professer l'histoire naturelle. Quelques années auparavant, il avait refusé la même place vacante
dans l'université de Padoue par la mort de
Vallisnieri fils.

C'est ici l'époque la plus glorieuse de la vie
de Spallanzani. Placé sur une des scènes les
plus brillantes, nous l'y verrons figurer avec
les acteurs les plus célèbres, partager les premiers rôles, et laisser derrière lui des rivaux
illustres.

Obligé d'enseigner une science qu'il n'a étu-
diée que par goût, dans ses loisirs et sans maître, quel est le modèle qu'il suivra dans ses

---

gnait l'anatomie vers le commencement du seizième siècle.
On sait qu'il a découvert les veines lactées, c'est-à-dire,
une des grandes divisions du système lymphatique. Lorsqu'il en faisait la démonstration , il ne soupçonnait pas
sans doute que ce serait dans le même endroit qu'on fe-
rait les plus belles préparations de ce genre de vaisseaux.
Les tables qui ornent son ouvrage ne servent aujourd'hui
qu'à montrer les progrès du dessin anatomique : il est
curieux de les comparer avec les planches de l'immortel
professeur de Sienne. (*Extr. des Not. lit. sur l'It.*)

leçons et dans ses recherches ? Ne l'a-t-il pas lui - même indiqué dans l'éloquent discours qu'il prononça le jour de son inauguration ? « Cumulatissima sunt promerita utrique gallo » (Réaumur et Buffon) communia ; sed unius » opiniones et cogitata severiore alterius tem- » perantur judicio. Ambo, si ingenii fertilita- » tem consideres, eò amplitudinis et excellen- » tiæ pervenerunt, ut in florentissimo hoc sæ- » culo, in tantâ naturæ investigatorum uber- » tate vix aliquos habeant pares, superiorem » certe neminem. Ambo in eâ naturalis scien- » tiæ provinciâ, quam pertractandam aggressi » sunt, omnium expectationem vicerunt, ille » quidem animalium minorum, hic grandio- » rum regnum æternitati commendans. Ambo » veluti è cœlo delapsi, rebus pridem involu- » tis, perturbatis, difficillibus perspicuitatem » indiderunt, ordinem, facilitatem. Sed ob- » servandi artificiis instructior Reaumurius, » sigillatim phœnomena perlustratur, lente » expedit, prudenter comparat, aliaque ex » aliis colligens, abditas rerum causas, nec » ita infrequenter, felicissime evolvit. Vividiore » Buffonius imaginandi vi præditus, rerum » perscrutandarum non patiens in promptu po- » sita tantum persequitur, obstrusiora vero » tanquam delphino oraculo instructus divi-

» nando concludit. Ille nihil sibi tribuens, phœ-
» nomena, ut a naturâ repræsentantur, videt.
» Hic, genio suo indulgens, plus semel phan-
» tasiæ depincta coloribus contuetur. Oratione
» ille utitur simplici, lætâ nec inelegante, in
p eo tamen nonnihil fortasse peccante ut sin-
» gula feret minutiùs; hic magnificâ, supra
» fidem disertâ, eo sententiarum pondere or-
» natâ, iis verborum luminibus illustratâ, tot
» tantisque alliciendi suadendique leociniis
» communicatâ, ut oratorum hujus memoriæ
» facile princeps habeatur et sit (1) ».

Le choix n'est pas douteux ; il tombe sur l'auteur de l'Histoire des insectes ; peut-être Spallanzani a voulu ressembler à l'un et à l'autre ; mais a-t-il égalé le Pline français par la grandeur des idées, la sublimité des concep- tions, la majesté du style, le coloris des pein- tures, et cette touche mâle et vigoureuse qui frappe, saisit, attache ? et Réaumur par la multiplicité des recherches, la variété des moyens, la simplicité des procédés, ne sera- t-il pas toujours regardé comme le premier des expérimentateurs ?

---

(1) Prolusio Lazzari Spallanzani, in reg. gymnasio ticinensi. *In-8.* pag. 21.

§. X.

LORSQU'ON parcourt les fastes de la médecine, on est étonné des progrès disparates qu'ont faits chez les anciens et les modernes les différentes branches dont elle se compose. La pratique de l'art de guérir est encore, à peu de chose près, celle du vieillard de Côs. Nous adoptons ses principes, nous suivons la même marche, nous revenons toujours à ses ouvrages; nous avons à peine perfectionné quelque point important de clinique. Quelle différence à l'égard de la science de l'économie animale ! Ignorance dans les causes, superstition dans les principes, nullité des faits, détails vagues, hypothèses extravagantes sur l'action et même l'usage d'un grand nombre de viscères : tout défigurait la physiologie des anciens. Nous avons au contraire découvert la circulation du sang, les propriétés de la fibre, les loix de la sensibilité, le mécanisme des sens, la distribution des lymphatiques, le mode de la digestion, la cause de la chaleur animale, la composition des humeurs; nous avons enfin soulevé un coin du voile qui couvre la génération, presque résolu le grand problême de la nutrition. D'où peut venir un contraste aussi

frappant dans les progrès des sciences médi-
cales chez les anciens et les modernes? ne doit-
on pas l'attribuer à leur méthode différente
d'étudier la nature ? Les premiers n'ont suivi
que l'observation , la voie la plus sûre pour
arriver à la connaissance des maladies; les seconds ne consultent en général que l'expérience, sur laquelle repose en partie la doctrine
des fonctions du systême vivant. L'observation
nous éclaire sur les effets sensibles, sur les phénomènes qui se manifestent sans effort , sans
violence externe , spontanément : elle est le
miroir où viennent se réunir les rayons réflé-
chis par la superficie des objets. L'expérience
au contraire explore les entrailles des corps ,
pénètre dans leurs derniers replis, dédaigne leur
physionomie. L'une étudie les loix, les rapports,
l'action des élémens; l'autre en recherche la
nature et la composition. Tranquille et calme ,
celle-là épie , attend ; plus active et hardie ,
celle-ci remue , trouble, détruit. Simple et sans
but positif, l'observation note avec fidélité tout
ce qui se présente , les faits les plus simples ,
comme les plus compliqués. Orgueilleuse et
systématique, l'expérience ne s'arrête souvent
que sur les faits les plus bizarres, et ne recueille
que ceux qui s'accordent avec une théorie déjà
conçue et déterminée. L'observation , sans

l'expérience, a laissé les anciens dans l'ignorance des véritables causes; l'expérience, sans
l'observation, dérobe trop fréquemment aux
modernes la connaissance des faits; leur ordre,
leur filiation ; l'une et l'autre, heureusement
combinées, ont guidé Spallanzani dans une infinité de recherches importantes, parmi lesquelles on distingue celles qui ont rapport à la
circulation.

On sait que l'auteur de cette découverte
n'eut point la douce satisfaction de voir de ses
propres yeux le mouvement du sang. Il était
réservé à Malpighi de jouir le premier d'un spectacle aussi magnifique , et à notre professeur
d'y découvrir, après Haller , les plus belles
loix sur la vîtesse du sang, ses causes et ses
effets (1).

Cet ouvrage de Spallanzani étant peu connu

____

(1) *De' fenomeni della circolazione osservata nel giro
universale de' vasi ; de' fenomeni della circolazione lan-
guente : de' moti del sangue independenti d' all azione del
cuore ; e del pulsar delle arterie.... Dissertazioni quatro
dell' abb. Spallanzani.* 1777 , in-8°. Modène.

C'est le seul ouvrage de Spallanzani dont on n'ait pas
enrichi notre langue ; il est cependant aussi original ,
aussi étonnant , aussi exact que toutes les autres productions de cet écrivain célèbre. Haller, dont le jugement
est au-dessus de tout éloge , en faisait le plus grand cas.

en France , nous croyons devoir rapporter le résultat de quelques expériences.

1°. Le cœur ne se vide pas entièrement dans la systole.... Haller était d'un avis différent ; il se fondait sur ce qu'un résidu de sang dans les cavités du cœur s'opposerait par une excitation constante à l'état de diastole ; mais Félix Fontana (1) a très-bien observé que le sang qui reste alors dans les ventricules ne peut tenir en action la force contractile dont ils sont doués.

2°. Le sang a-t-il une vîtesse égale depuis le cœur jusqu'aux derniers rameaux artériels ? Si l'on considère la nature de ce fluide , les tuyaux qu'il parcourt , leurs flexuosités et leurs angles, l'inégalité de leur diamètre , &c. on croit d'abord que le sang se meut avec d'autant plus de lenteur qu'il s'éloigne du cœur ;

C'est d'après une autorité aussi respectable , et d'après l'importance de l'ouvrage , que je me suis déterminé à le traduire. L'auteur s'est donné la peine de me répéter le plus grand nombre des expériences , et m'a mis ainsi à portée de mieux saisir le texte.

(1) *Ricerche filosofiche , &c.* Ouvrage où l'auteur a si bien exposé les loix de l'irritabilité *hallérienne* , irritabilité dont il est facile de concilier l'existence et les phénomènes avec les belles recherches de Galvani et de Volta.

c'est au moins la conséquence qu'il faut déduire
de l'application rigoureuse des loix hydrauliques à l'économie animale. Haller avait soupçonné la fausseté de cette application , s'ap-
puyant principalement sur la vîtesse presqu'é-
gale des grosses artères et des plus petites veines. Si les dernières en effet ont un mouvement
aussi rapide que les plus gros troncs artériels,
on devait croire que les artères d'un calibre
semblable aux plus petites veines n'ont pas une
moindre vélocité ; mais ce n'était là qu'une
simple conjecture , qui vient de se changer en
réalité par les expériences de notre auteur....
Il trouve constamment que le sang circule avec
une vîtesse égale dans les gros et moyens vaisseaux ; qu'il ne perd point de cette vîtesse dans
les plus petits ; que les angles et les courbures ,
soit naturelles soit artificielles , n'augmentent
ni ne diminuent son mouvement. Cependant
le sang n'a pas dans tout ce trajet un cours
entièrement uniforme ; il éprouve près du cœur
une alternative de mouvement et de repos, correspondante à la systole et à la diastole de cet
organe. A mesure qu'il s'en éloigne , cette alternative disparaît ; le sang coule plus rapidement dans la systole ; parvenu aux extrémités
artérielles , il se meut avec une égale vélocité. Ces trois périodes de mouvement ne sont

bien.

bien sensibles que lorsque la circulation n'est troublée par aucune cause étrangère.

3°. Les artères se changent en veines de différentes manières ; les unes se contournent vers le cœur pour prendre le caractère de veines ; d'autres forment auparavant mille plis et replis ; celle-ci s'anastomose directement avec une veine, celle-là n'y communique que par un tissu intermédiaire ; tantôt une artère donne origine à plusieurs veines, tantôt une seule veine naît de plusieurs artères. En général le nombre des globules qui passent d'une artère à une veine, correspond au diamètre du canal.

4°. On croyait encore, plutôt par théorie que d'après l'observation, que le sang veineux se meut avec d'autant plus de force qu'il s'approche du cœur. Haller a bien vu que le sang circulait dans le tronc d'une veine avec plus de vîtesse que dans les rameaux qui s'y abouchent. Mais un seul fait ne pouvait établir une règle générale.... Spallanzani a fait sur cette matière un grand nombre d'expériences. Ayant examiné plusieurs veines dont il a suivi le cours jusqu'à leur terminaison, il a vu que la circulation s'accroît d'autant plus que les vaisseaux veineux augmentent de diamètre, qu'ils reçoivent une plus grande quantité de sang,

C

et s'avoisinent davantage du cœur. Quel est lé rapport de cette vîtesse ? Il est porté à croire que celle des grosses veines n'excède pas tout-à-fait d'un tiers celle des plus petites.

5°. Lorsque deux veines d'un diamètre très-inégal s'anastomosent ensemble, le torrent de la plus grosse s'oppose fortement à l'entrée du sang qui arrive de la plus petite ; aussi la nature n'a établi des communications qu'entre des veines peu disproportionnées ; les petits rameaux qui doivent s'unir à un tronc plus considérable , reçoivent auparavant des branches auxiliaires qui augmentent leur calibre , de manière qu'il devient insensiblement égal à celui du tronc , et que le sang n'éprouve plus d'obstacle. Telle était la théorie de Haller , contredite par les expériences de Spallanzani , qui trouve que le sang passe sans retard et sans obstacle des plus petites veines dans les plus grosses , quel que soit même l'angle du rameau avec le tronc. Presque tous les vaisseaux offrent le même phénomène , et la règle de Haller n'est tout au plus qu'une exception.

6°. Le mouvement du sang dépend-il uniquement de la force du cœur ? C'est le sentiment de notre professeur ; il en est même si convaincu ,'qu'il espère persuader le lecteur le plus incrédule..... Il est bien surprenant que celui qui a vu tant de fois le sang circuler avec vîtesse et régularité dans des vaisseaux séparés du cœur par section ou par ligature ; qui s'est assuré d'une action propre aux artères et aux veines ; qui a attaqué avec tant de force la théorie trop générale d'Harvée ; qui a combattu par les argumens les plus directs les sentimens des mécaniciens, ait adopté une opinion aussi favorable à leur hypothèse, aussi contraire à ses expériences, opposée même au titre d'une de ses dissertations : *Des Mouvemens du sang indépendans de l'action du cœur* (1)!

7°. Les veines sont en plus grand nombre que les artères ; elles ont un diamètre plus considérable ; elles n'éprouvent qu'indirectement l'impulsion du cœur. Cependant Spallanzani nous assure que le sang circule avec la même vîtesse dans les veines et les artères, quels que soient leur distance du cœur, leur calibre, leur longueur : la seule condition exigée, c'est que les artères et les veines doivent être satellites ; car si l'on compare celles

---

(1) Il ne m'a pas été difficile, dans les notes que j'ai ajoutées à la traduction de cet ouvrage, de détruire l'opinion de Spallanzani par des faits puisés dans son écrit même.

qui appartiennent à des organes différens, on trouve une grande différence dans le cours du sang; ainsi il coule plus vîte dans les vaisseaux des poumons que dans ceux du mésentère, &c.

8°. Haller est le seul qui ait recueilli les phénomènes de la circulation languissante, c'est-à-dire, lorsqu'elle est sur le point de cesser; d'abord forte et rapide, elle diminue de vîtesse; elle devient irrégulière; le sang retrograde, il oscille, il s'arrête.... Spallanzani assure que toutes ces irrégularités proviennent de la méthode suivie par Haller; que le sang diminue d'abord de vîtesse, se ralentit peu à peu, et s'arrête d'une manière progressive et insensible, sans jamais présenter (dans l'état de nature) ni oscillation, ni balancemens, ni mouvement rétrograde, &c. (1).

9°. Si l'on ouvre une artère ou une veine, le sang qui y circule forme à l'instant un double

____

(1) Je regarde ce phénomène pathologique, c'est-à-dire, le mouvement rétrograde, l'oscillation et le balancement du sang, comme des efforts de la nature qui lutte contre les obstacles qui s'opposent à l'exercice de ses fonctions. Les moyens qui tendraient à les établir et à les régulariser dans certaines maladies (chroniques) ne seraient-ils pas infiniment plus efficaces et salutaires, qu'une foule de médicamens soi-disant altérans dont on fait alors usage ?

courant qui se dirige vers l'ouverture. La colonne supérieure rétrograde, l'inférieure remonte ; et l'une et l'autre s'échappent, en redoublant de vîtesse, par le trou qu'on a pratiqué. Cette découverte, dûe à Bellini, a été variée de mille manières, par notre professeur, sur des vaisseaux d'un calibre différent, d'une vîtesse inégale, plus ou moins éloignés du cœur : le résultat a toujours été le même. Quelle peut être la cause de cette accélération et de ce double courant ? Haller l'attribua d'abord à l'attraction des globules. Mieux instruit ensuite, il admit une contraction invisible dans les parois des vaisseaux : c'est aujourd'hui l'opinion la plus accréditée ; elle ne s'accorde pas avec les recherches de Spallanzani, qui ne sont pas néanmoins assez concluantes pour la détruire entièrement.

10°. La gravité du sang influe-t-elle sur son mouvement ? peut-elle l'accélérer de haut en bas, le retarder de bas en haut ? La gravité a une action très-manifeste sur les gros et moyens vaisseaux ; lorsqu'elle agit suivant la direction du sang, elle augmente sa vîtesse ; mais elle en affaiblit le cours si elle exerce son action dans un sens opposé.... Les petits vaisseaux sont seuls indépendans de cette loi.

11°. Le sang a primitivement une couleur

rouge ; ses nuances jaunes et blanchâtres ne sont qu'une illusion optique produite par l'effet d'une lumière infidelle.

12°. Les globules nagent dans un fluide invisible et élastique (1) ; ils ont une figure presque sphérique, s'alongent, se rétrécissent suivant le diamètre du vaisseau, &c.

13°. Les animaux à sang chaud ont dans le premier âge une plus grande quantité de globules que ceux à sang froid ; mais à mesure que ces derniers se développent, le nombre des

----

(1) Les expériences de Spallanzani rendent très-probable l'existence de ce fluide, ou gaz élastique et invisible, et l'on trouvera dans une de mes notes plusieurs faits qui la démontrent..... On ne connaît pas encore la nature de ce gaz, et il serait bien à desirer que quelque chimiste en fît l'analyse. La connaissance des principes dont il se compose jetterait, ce me semble, un grand jour sur quelques faits encore obscurs de la respiration et de la sanguification.... Ce gaz me paraît être la cause d'un grand nombre de phénomènes particuliers au sang. Ne doit-on pas rabattre quelque chose du mouvement progressif ou circulaire de ce fluide, et conséquemment des loix générales qu'on en a déduites, et tenir compte de l'*expansion* et de la *raréfaction* du gaz emprisonné dans les artères et les veines ? Voyez sur cette matière les belles recherches d'un des hommes les plus instruits de l'Italie, le chevalier Rosa, professeur de médecine à Modène.

globules augmente , de manière qu'après un certain temps , il est aussi considérable, proportion gardée , chez les uns que chez les autres..... Les vaisseaux d'un animal à sang froid sont toujours assez transparens pour laisser voir le mouvement du sang ; tandis que ceux d'un animal à sang chaud ont des tuniques si fortes et si opaques, qu'on ne peut jouir de ce spectacle que pendant les premiers jours de sa naissance.

14°. Les animaux à sang froid survivent quelques jours à la récision du cœur et du cerveau ; mais ils périssent plutôt quand ils sont privés du premier organe (1).

---

(1) 1°. C'est une bien grande erreur que de ne voir la sensibilité animale , que dans le cerveau et dans les moelles alongée et épinière. Ces parties forment incontestablement le point central du système nerveux ; mais il serait aussi ridicule de les regarder comme le siége unique de ses attributions, que de placer exclusivement la circulation dans le cœur , la digestion dans l'estomac , &c. &c. Au reste, il est bien prouvé par les expériences de Galvani , et sur-tout du Newton de l'électricité , Alexandre Volta , que les nerfs séparés du cerveau conservent la faculté d'exercer les mêmes fonctions que dans l'état d'intégrité.

2°. C'est encore une erreur , dont les suites ont été très-funestes aux progrès de la physiologie , que d'attribuer aux nerfs tous les phénomènes de la vitalité. Les

Spallanzani n'a pas borné ses expériences à
une seule espèce d'animaux ; il les a étendues

---

nerfs sont sans doute le systême vital par excellence,
celui qui est doué d'une action en quelque sorte plus in-
dividuelle, et même temps plus en rapport avec les autres
viscères, celui même qui leur communique et en reçoit les
impressions les plus fortes ; mais il est bien loin d'être le
prototype universel de la vie, l'organe absolu de l'animalité.

3°. Je serais assez porté à croire que le systême sanguin jouit, à un degré peu inférieur aux nerfs, de la
force de vitalité. I. Les lésions du cœur ont des suites
aussi funestes que celles du cerveau. Les animaux succombent plutôt à l'extraction du premier organe, qu'à
l'enlèvement du second. II. La ligature ou la récision
d'une veine, et sur-tout d'une artère, opère les mêmes
effets que celle d'un nerf, c'est-à-dire, la paralysie,
l'atrophie, &c. III. L'injection d'un fluide dans un vaisseau, ou plutôt son mélange avec le sang, occasionne
des soubresauts, des convulsions, des phénomènes, en
un mot, analogues à ceux que produit la piqûre d'un
nerf. IV. La vigueur, la force et la santé sont en raison
du développement du systême sanguin, apanage des cons-
titutions vigoureuses et robustes, de l'âge de virilité.
V. La force sensitive n'a point sur la circulation un em-
pire aussi marqué qu'on le croit communément ; elle peut
néanmoins troubler le mouvement du sang, l'accélérer,
le retarder ; mais le systême vasculaire exerce à son tour
l'action la plus puissante sur le genre nerveux ; il détermine la suspension presque absolue de ses facultés, je
veux dire la léthargie. Telle est en outre l'influence du

aux salamandres, aux têtards, aux grenouilles
aquatiques, aux raines-vertes, aux lézards gris

cœur sur le cerveau, que son éloignement ou son rapprochement de cet organe décide en partie de la sagacité, de l'industrie des animaux ; ainsi ils sont d'autant
plus stupides et bornés, qu'ils ont le cou long et par
conséquent le cœur plus près du cerveau, et réciproquement. Cette loi paraît même applicable à l'espèce
humaine. Il est rare que les personnes dont la poitrine
étroite et alongée soutient un cou long et effilé, marquent
dans les sciences ; et l'on peut au moins avancer que
les savans les plus distingués ont en général le cou très-
court, que leur tête repose presque sur les épaules :
aussi meurent-ils ordinairement d'apoplexie. VI. Le
système vasculaire passe avant celui des nerfs (et après
les voies digestives) dans l'échelle des êtres animés.
VII. Les nerfs entretiennent, par leurs ramifications
infinies, la correspondance la plus intime avec les diverses parties du corps ; mais le système sanguin, fourni
d'un nombre prodigieux d'artères et de veines, a des
rapports très-étroits avec les organes, auxquels il ap-
porte la substance qui doit accroître leur masse, réparer leurs pertes, &c. VIII. L'argument qui militerait le
plus en faveur des nerfs, consiste dans la rapidité de
leur action, rapidité qui égale celle de l'éclair ; tandis
que les fonctions du système vasculaire, subordonnées
au cours d'un fluide, dont mille obstacles altèrent sans
cesse l'impulsion et la vîtesse, s'exécutent d'une manière
progressive, infiniment plus lente.

Les développemens que je pourrais donner à ces diverses propositions (je donnerai ces développemens dans

et verts. Il a aussi fait, sur le mouvement du sang dans le poussin, les recherches les plus importantes. On sent combien elles sont précieuses ; nous ne pouvions appliquer à la circulation des animaux à sang chaud, que des faits tirés d'une analogie souvent trompeuse. Il nous est permis aujourd'hui de raisonner d'après des observations positives et directes : nous ne devons pas cependant rejeter celles qu'ont fournies les animaux à sang froid, car le poussin a donné des résultats peu différens.

Spallanzani a fait ses expériences avec la machine anatomique de Lyonet : elle offre sur les microscopes ordinaires l'avantage de pouvoir observer les vaisseaux sanguins à la lumière réfractée, et dans leur situation presque naturelle.

Cet ouvrage a mérité à son auteur une dédicace bien glorieuse :

*Illustrissimo viro Lazzaro Spallanzani, summo naturæ in minimis et difficillimis indagatori, ob ejus in veri finibus extendendis merita, **D. D. D. Hallerus*** (1).

---

un Mémoire sur l'action réciproque des systêmes organiques) excéderaient les bornes d'une simple note.

(1) Phys. t. iv, édit. *in*-8°.

§. X I.

Nous devons au microscope la découverte d'un nouveau monde. Des milliers de corpuscules fourmillent dans les fluides de toute espèce ; ils s'y agitent, s'y meuvent ; ils changent de place ; ils vont en avant, en arrière, et tournent sur eux-mêmes.... Quelle est la nature de ces corpuscules ? Sont-ils les élé-mens de la matière décomposée ? forment-ils la base intégrante des corps ? faut-il les regarder comme des particules inertes et passives, des principes terreux, salins, métalliques, qui s'égarent çà et là, et s'attachent aux substances avec lesquelles ils ont le plus d'affinité ? Ces corpuscules seraient-ils la matière subtile de Descartes, les monades de Leibnitz ? ou bien devons-nous les ranger parmi les êtres doués d'une action inhérente, d'un mouvement spontanée, de vitalité ? Mais ces êtres ont-ils une organisation particulière, des usages et des habitudes qui les caractérisent ? Constituent-ils une classe distincte d'animaux ? ou ne faut-il voir en eux que le premier âge, l'enfance primitive d'individus qui appartiennent à des espèces connues, dont ils annoncent les penchans, le caractère, la forme et la vigueur ? Toutes ces opinions ont été avancées, appuyées, combattues.

Buffon ne trouve dans les corpuscules infusoires, qu'un mouvement d'inertie et de passivité. Il ne voit en eux ni forme constante, ni organisation déterminée. Les parties dont on les croit composés, lui paraissent l'effet d'une illusion optique ; enfin ces prétendus animaux ne sont à ses yeux que des molécules organiques, principes constitutifs des corps, subordonnés à une force qui agit sur chaque point de la matière, au moule intérieur, qui détermine leur ensemble, leurs rapports, leur quantité, leur distance, leur volume, leur masse. Un Anglais appuie fortement ce systême ; il l'étaye d'un appareil séduisant d'expériences microscopiques ; il bannit le mot vague et insignifiant de *moule intérieur*, auquel il susbtitue celui de *force végétative*. Cependant, si ces atomes ou molécules ont des traits caractéristiques d'une vie agissante et immuable ; s'ils sont liés avec les animaux par des rapports semblables, peut-on leur refuser une place dans l'immense série des êtres vivans (1) ? Les

____

(1) *Opuscoli di fisica animale e vegetabile*, *con due lettere del sig. Bonnet*. Modène, 1776, 2 vol. *in-8°*.

Cet ouvrage a été traduit en français par Senebier. Le

expériences de Spallanzani ne prouvent-elles pas ces traits caractéristiques et ces rapports ? n'établissent-elles pas d'une manière incon- testable l'animalité des corpuscules infusoi- res ?.... Résumons ses expériences.

Mouvement. — Les corpuscules infusoires n'ont pas un mouvement uniforme et régulier; les uns se meuvent par ondulation , à la ma- nière des anguilles ; d'autres se plient et se replient de mille manières différentes; ceux-ci s'agitent avec vîtesse , ceux-là avec lenteur ; quelques-uns pirouettent sur eux-mêmes ; un

---

premier volume n'est que le développement d'un essai que Spallanzani publia en 1767 sous le titre de *Saggio di osservazioni microscopiche, relative al sistema della ge- nerazione, de' sig. Needham e Buffon, &c.* Essai qui a été aussi traduit en français par l'abbé Regley , avec des notes et des recherches physiques et métaphysiques, &c. par Needham. *Paris*, &c. Spallanzani s'est donc occupé des animalcules infusoires long-temps avant la publica- tion de ses Opuscules , et même de son Essai , comme je l'ai dit , page 15, note 1 , d'après une lettre de Needham à Bonnet.... On a eu donc tort d'avancer que Spallanzani n'avait fait que copier l'ouvrage de Meyer sur les ani- malcules infusoires , ouvrage qui parut, à la vérité , avant la publication des Opuscules de notre auteur , mais long-temps après l'Essai , où l'on trouve le résultat des expériences que Spallanzani a seulement détaillées et multipliées dans le second écrit.

grand nombre vont par sauts ; ils s'élancent, ils décrivent une ligne droite , courbe , circulaire , &c. Il en est qui semblent n'avoir ni mouvement ni repos. En général ils se poursuivent, s'évitent , fuient les obstacles qu'on leur oppose , changent tout-à-coup de direction , prennent une route opposée ; ils passent du repos au mouvement, sans choc externe, volontairement ; ils se réunissent dans l'endroit où surabonde le liquide infusoire.

Organisation. — Ils ont des nageoires, une bouche , un estomac, des voies aériennes. Ils n'offrent ni cœur, ni vaisseaux rouges ; ils ont une forme ovale , longue , globuleuse , cruciale , généralement bizarre et irrégulière.

Nourriture. — Carnivores , féroces et voraces , se disputant leur proie avec avidité , produisant dans l'eau une espèce de tourbillon qui précipite vers leur bouche l'aliment nourricier. C'est ordinairement un individu plus faible : le petit est toujours la victime du fort ; c'est une loi constante de la nature , dans le monde microscopique comme dans tous les autres.

Elément. — L'eau est leur élément naturel ; si elle leur manque , ils ralentissent leur mouvement , s'arrêtent et périssent.

Température. — Ils périssent à une chaleur de 33 , 34 et 35 degrés (les têtards, les grenouilles, les salamandres ne supportent pas une chaleur plus forte). Ils ne sont pas tous également sensibles au froid; les uns succombent au degré de congélation; d'autres à 5, 7, 9 degrés au-dessous : il en est de même des insectes.

Odeurs. — Les odeurs et les liqueurs vénéneuses pour les insectes, sont mortelles pour les animalcules infusoires. Ils périssent exposés aux émanations du camphre, à la fumée de la térébenthine, du tabac, du soufre ; plongés dans des liquides huileux, salins, spiritueux.

Electricite. — L'étincelle électrique est un coup de foudre pour les animalcules infusoires : aucun ne survit à son explosion.

Air. — Ils périssent dans le vide de la machine pneumatique ; ils cessent de vivre dans l'air qu'ils ont trop long-temps respiré. Quelle est la cause de cette mort ? Elle ne provient ni de l'irritabilité affaiblie, ni de l'élasticité de l'air diminuée. On ne peut aussi l'attribuer à une altération du sang : plusieurs animaux survivent assez long-temps à l'écoulement entier de ce fluide.... Se formerait-il alors un nouveau gaz qui, agissant directement sur les nerfs, amènerait les convulsions auxquelles succombe l'animal ? Telle était l'opinion de notre auteur, et elle n'était pas loin de la vérité ; mais la chimie du temps ne permettait pas d'en approcher de plus près (1).

Génération. — Ils multiplient dans toutes les saisons ; l'été en voit cependant éclore un plus grand nombre. Le chaud favorise leur repro-duction, le froid la retarde : la température de l'atmosphère est la plus favorable à leur propagation.... Ils engendrent de différentes manières ; le plus souvent par division, ou

---

(1) Tous les animaux périssent dans un air qui n'est pas renouvelé ; il n'y a de différence que dans une mort plus ou moins prompte. On avait donné jusqu'à nos jours une explication ridicule de ce fait. On prétendait que l'air perdant de son élasticité, et ne pouvant plus alors réagir sur les poumons, ces organes suspendaient par leur affaissement la circulation du sang, &c. On ne voit aujourd'hui dans ce phénomène qu'un effet chimique in-contestable.... Mais la réaction nerveuse, si évidente et si manifeste par les convulsions des animaux soumis à l'expérience, ne doit-elle pas être considérée comme une des causes premières de leur mort ? Ne faut-il pas, dans une explication vraiment physiologique, associer cette cause à l'altération qu'éprouve le fluide sanguin ? N'est-on pas même forcé d'admettre cette réaction des nerfs, s'il est vrai, comme on n'en peut douter, qu'elle provienne de l'excitation directe et immédiate des gaz délétères, et que ses désordres occasionnent plus promp-tement la mort que la décomposition du sang et des autres humeurs ?

longitudinale,

longitudinale, ou transversale, ou cruciale, &c.
Le nombre des fœtus n'est pas constant ; il
est rare cependant qu'il en naisse plusieurs à-
la-fois ; mais la multiplication est prodigieuse-
ment féconde , et l'accouchement infiniment
rapide. Quelquefois celui-ci est suivi de la
mort , qui a toujours lieu dans le cas de multiplication par explosion , sans laisser même
aucun vestige du père , dont les organes se
sont changés en autant de nouveaux individus.... Il y a des animalcules ovipares et vivipares : les carnivores sont de cette dernière
classe ; on distingue facilement leurs fœtus....
Quelle est leur manière de féconder ? Ont-ils
des parties génitales ? s'accouplent-ils ?.... Il
ne le paroît pas ; car ils engendrent solitai-
rement , un à un : ils sont presque tous her-
maphrodites.

Résurrection. — Les animalcules infusoires
présentent un spectacle bien étonnant. Trans-
portés hors de l'élément qui leur est naturel
et nécessaire , ils périssent, ils se dessèchent ,
et ne conservent aucune apparence de vie ; ils
ne sont plus qu'une matière terreuse, friable ,
passive, morte (1). Si on les transporte dans

---

(1) Il ne faut pas confondre cet état de mort avec la
léthargie à laquelle sont sujets divers animaux ; ceux-ci

un liquide , ou qu'on les arrose avec une seule goutte d'eau , ils se réorganisent , s'animent peu à peu et deviennent sensibles comme auparavant à l'action des stimulus, ils offrent tous les caractères de mouvement et de vie....

Le second volume des opuscules est spécialement consacré à l'examen des vers spermatiques. Spallanzani y relève plusieurs erreurs échappées à Leuwenhoek ; il réfute Linné qui regardait ces vers comme des parties salines, et Buffon qui ne les considérait que comme des molécules constitutives et organiques. Il pen-

---

perdent, à la vérité, l'usage des parties et de leurs fonctions ; mais l'organisation reste intacte; les fluides diminuent seulement de quantité; ils ne sont que stagnans : quelquefois même ils continuent leur mouvement, et les solides conservent une flexibilité qui les rend susceptibles d'exercer l'action qui leur est particulière. Les animalcules infusoires sont au contraire réduits à un état de désorganisation complète , conforme , sous tous les rapports, à la mort réelle des autres animaux; et si, sans création nouvelle , sans multiplication apparente, leurs organes reprennent leur action primitive, exécutent les mêmes mouvemens , reviennent enfin à la vie , quel autre nom donner à cet acte que celui d'une véritable *résurrection ?*

Félix Fontana doit publier sous peu un ouvrage intitulé : *de la résurrection des animaux ;* il convaincra les lecteurs les plus incrédules.

se que ces vers sont de véritables animaux.
La semence est leur élément naturel ; ils périssent dans tout autre fluide ; ils sont sensibles comme les infusoires, à l'action du froid,
du chaud, des odeurs, de l'électricité, &c.
Ils n'offrent aucun mode apparent de repro-
duction, et on ne sait s'ils sont ovipares ou
vivipares.

Vient ensuite l'histoire de quelques animalcules infusoires, du Tardigrade, du Rotiferè ;
enfin des recherches très-curieuses sur les degrés de chaleur, favorables ou nuisibles au développement des germes et des œufs, ainsi que
sur différentes moisissures que plusieurs physiciens ont à tort regardées comme le lien qui
unit le végétal au minéral.

§. X I I.

« Dès que j'eus lu l'ouvrage de l'abbé Spal-
» lanzani sur la digestion, je formai le projet
» de le traduire. Après l'avoir relu, je n'ai pen-
» sé qu'à trouver des moyens pour exécuter
» mon dessein. Ces recherches sont peut-être
» une des meilleures productions que l'histoire
» naturelle puisse vanter, un des plus solides,
» des plus ingénieux commentaires que la na-
» ture ait de ses ouvrages. Quand on lit avec

» attention ce beau livre, il intéresse autant
» par la manière dont il est composé, que par
» le sujet qu'il développe. La manière est celle
» d'un des plus grands naturalistes de l'Euro-
» pe, qui étudie avec génie un sujet couvert
» de ténèbres épaisses et qui sait les dissiper
» toutes, pour le présenter éclatant de la lu-
» mière la plus vive et la plus pure..... Il y
» a bien peu de livres qui puissent, comme
» celui-ci, inspirer le goût d'étudier la nature,
» et fournir autant de moyens pour avoir de
» grands succès. Il est véritablement une lo-
» gique pour le naturaliste et sur-tout le guide
» que doit suivre celui qui se voue à la phy-
» siologie ».

Ainsi s'exprime le traducteur capable de l'o-
riginal (1) ; il est en effet peu d'écrits où l'on
trouve un ensemble de faits aussi nombreux,
plus concluans, mieux ordonnés. Quelle matière plus intéressante que la digestion ? et
quel art merveilleux de l'auteur pour consulter la nature et recevoir ses oracles ? Choix
d'expériences, simplicité des procédés, pré-

____

(1) *Dissertazioni di fisica animale e vegetabile.* Modène,
1780, 2 vol. *in-8°.* Le 1er volume ne traite que de la
digestion.... Cet ouvrage a été traduit en français par
Senebier, et en anglais par un professeur d'Oxford.

caution dans l'exécution, rigueur dans les conséquences, tout se réunit pour faire de cet
ouvrage un modèle accompli de l'art d'expérimenter. On ne peut y soupçonner ni erreur,
ni prévention, ni partialité; l'auteur ne forme
aucun systême, aucune hypothèse; il précise
les faits, et l'ensemble qui en résulte est la
seule et unique théorie qu'il admet.

Nous n'analyserons point ce livre universel-
lement répandu. Il suffira de rappeler que l'auteur prouve que les sucs gastriques sont l'agent
direct et immédiat de la digestion; qu'ils n'a-
gissent ni par fermentation, ni par putréfaction;
qu'ils opérent sur les alimens une véritable dissolution de leurs principes; que leur action
est subordonnée aux lois des affinités, &c. &c.

Cet ouvrage est un de ceux qui ont fait le
plus d'honneur à Spallanzani. Les savans de
tous les pays lui ont donné un entier assentiment. Pourquoi les Italiens ont-ils seuls été
moins justes, et plus sévères ? D'où vient leur
refus d'attribuer à leur compatriote, la gloire
d'un chef-d'œuvre de l'esprit humain ? Réaumur a parcouru le premier la même carrière;
mais Newton ne fut-il pas précédé par Descartes ? Qu'ont ensuite de commun les tubes
inventés par Stephens, avec l'usage qu'en a
fait le physiologiste de Pavie ?

Et vous qui avez enrichi de tant de faits précieux la physique animale et l'anatomie transcendante, Jean Hunter, quel fut le motif de votre satyre amère contre notre auteur (1)? *il n'est pas anatomiste*, avez-vous dit ; mais il n'a pas prétendu donner un ouvrage d'anatomie ; il a même évité autant que possible tout détail anatomique ; il a puisé ceux qui ont paru indispensables, dans Haller. Vous ne pourriez récuser un guide aussi sûr.... *Il n'a pas vu assez en grand la digestion....* Cependant il l'a considérée dans toutes les classes des animaux depuis l'insecte rampant jusqu'à l'espèce humaine.... *Il a tiré de quelques faits particuliers des conséquences trop générales* (2). Quelques faits particuliers ! Sans

____

(1) *Observations on certain parts of the animal œconomy*, *by John Hunter.* 1786, London, &c.

Spallanzani a répondu à cet ouvrage dans une brochure qui a pour titre : *Lettera apologetica in risposta alle Osservazioni sulla digestione*, *del sig. Giovani Hunter.* Milan, 1788, *in-4°.*

(2) Ce reproche a quelque fondement. En effet, quoique la digestion soit commune à tous les animaux, et que l'estomac en soit le principal organe, il est vraisemblable que cette fonction n'a pas dans tous les individus cette uniformité qu'on lui attribue ; car la différence de la structure, de la position et des rapports organiques de l'es-

doute vous n'avez pas voulu dire que ceux
qu'il expose ne sont pas en assez grand nom-

---

tomac, l'habitude, le climat, la variété des alimens, et
une infinité d'autres circonstances, peuvent donner des
résultats qui conviennent à quelques espèces sans pouvoir s'appliquer à toutes ; et Hunter ne laisse sur cela
aucun doute ; il croit cependant, avec Spallanzani, que
le suc gastrique est la principale cause de la digestion ;
mais il pense qu'il agit par fermentation.

On peut faire à Spallanzani un reproche mieux fondé.
Cet écrivain ne voit, ou au moins ne considère la digestion que dans les sucs gastriques et leur vartu dissol-
vante ; toutes ses recherches se bornent là et n'ont pas
d'autre but ... Mais cette force qui altère, change, mo-
difie, augmente ou diminue, prolonge ou suspend et
arrête les effets de la digestion, *l'action nerveuse*, Spallanzani n'en parle point. Qui n'éprouve cependant chaque
jour son influence heureuse ou funeste ? Les physiologistes ont été surpris d'un oubli aussi remarquable de la
part de Spallanzani. A la vérité, *l'action nerveuse* ne
peut être soumise au creuset de la chimie, et les efforts
de l'industrieuse mécanique ne peuvent atteindre la sublimité de ses effets. Elle a cependant son mode, son
action, des loix particulières ; ses effets se manifestent
dans la digestion avec la plus grande énergie. « Pour-
» quoi, dis-je un jour à Spallanzani, n'avez-vous pas
» examiné un sujet si digne de votre attention ? Les Fran-
» çais, si jaloux et si sévères sur cette partie de la science
» de l'économie animale qui traite des phénomènes de la
» vie, science qu'ils ont créée, ou au moins défendue

bre ; vous pourriez plutôt lui reprocher une espèce d'excès, comme d'autres l'ont fait.

» avec tant d'avantage contre les attaques d'une secte
» trop célèbre *, les Français vous blâment de cet ou-
» bli. —Il est vrai, me répondit-il, je n'ai point parlé
» des effets du système nerveux dans la digestion ; mais
» doit-on en conclure que je les rejette ? Pourquoi don-
» ner à mon silence une telle interprétation ? quelle est
» celle de mes recherches qui l'autorise ? On peut tout
» au plus regarder mon ouvrage comme incomplet, et
» je sais qu'il l'est sous bien des rapports. Je parcourais
» un champ trop vaste.... On m'a aussi reproché de n'a-
» voir pas donné un traité complet sur la digestion. J'a-
» voue que je ne me suis jamais senti assez de patience
» pour copier, transcrire, et disposer en sections et en
» chapitres ce que les autres ont fait, pensé et écrit : j'ai
» cru que c'était assez de mettre en ordre mes idées,
» sans chercher à arranger celles des autres..... Vous,
» ajouta-t-il d'une manière trop flatteuse, mais bien en-
» courageante, qui vous occupez de la physiologie, faites
» des recherches sur les effets de cette influence de l'ac-
» tion nerveuse sur la digestion ». Cette espèce d'invita-
tion fut pour moi un ordre. J'esquissai de suite un plan
d'expériences que je lui communiquai, et qu'il jugea
digne d'exécution.... Quelques essais ont été déjà tentés,
et semblent prouver que l'action nerveuse n'a aucune

---

* On veut parler de la secte des mécaniciens, si puissamment combattue par les médecins français, et notamment par ceux de l'université de Montpellier, Bordeu, Barthès, Fouquet, Grimaud, Dumas, &c.

Prétendriez-vous que des faits particuliers à chaque espèce ne peuvent donner des résultats communs pour toutes les classes ? Mais si tous les animaux ont des sucs gastriques, si ces sucs sont chez tous le principal agent de la digestion, s'ils opèrent de la même manière ; s'ils produisent les mêmes effets, comment peut-on se refuser à déduire de ces faits en quelque sorte individuels, mais communs à toutes les espèces, la conséquence la plus étendue, un corollaire général pour les différentes classes ! Et si le physiologiste doit étudier la nature sous tous les rapports, s'il doit posséder les connoissances les plus variées, qui mieux que Spallanzani mérite ce titre, lui qui a professé tour-à-tour et avec une égale distinction, les mathématiques, la physique, les langues anciennes et modernes et l'histoire naturelle ; lui enfin auquel nous devons les re-

influence directe sur les alimens, qu'elle exerce uniquement sa force sur la sécrétion des sucs gastriques, qu'elle n'a même d'autre but que cette sécrétion, &c. &c.... Il faudrait aussi en déduire ce corollaire bien remarquable d'hygiène, que dans le choix des alimens, il faut autant considérer leur affinité avec la sensibilité des nerfs qu'avec les principes constituans des sucs gastriques, la première déterminant la sécrétion de ces sucs, et la seconde la dissolution ou digestion des alimens, &c. &c. &c.

cherches les plus précieuses sur les principales fonctions de l'économie animale ?

§. XIII.

QUEL est le mécanisme de cet acte auquel
est attachée la propagation des êtres animés ?
Pourquoi les tendres sentimens qui le précédent, les vives émotions qui l'accompagnent,
le mystère dont il s'enveloppe, le silence qu'il
aime, la solitude qu'il cherche, le secret qu'il
exige ? La nature jalouse de la plus belle de
ses prérogatives, craindrait-elle une surprise
téméraire et spoliatrice ?..... Mais quel stoï-
que assez froid, au milieu de ces convulsions
qui ébranlent la machine jusques dans ses ressorts les plus intimes, oserait, pourrait même
jeter un regard sur soi-même, se recueillir,
méditer, réfléchir, observer ?.....

Les anciens ne nous ont transmis que des
hypothèses sur la génération... Harvey, Malpighi, Graaf, Vallisnieri ont arraché un coin
du voile qui la couvre. Haller a obtenu des résultats beaucoup plus fixes et plus lumineux,
établi cette étrange donnée : le fœtus appartient à la femelle ; il préexiste dans son sein....
On sait que cet auteur appuye son opinion sur
les faits suivans : Les membranes qui revêtent

les deux surfaces internes et externes du jaune
de l'œuf, ne sont qu'une continuation de celles qui tapissent les intestins et l'estomac du
poussin…. Les vaisseaux du jaune s'anastomosent avec ceux du poulet…. Le sang passe
de l'un à l'autre ; il coule dans des canaux
communs et non interrompus…. Il est poussé
par la même force, &c. &c. Le jaune est donc
une partie essentielle du poulet dans l'œuf ; il
est étroitement lié à son organisation ; mais si
le jaune se trouve dans l'œuf fécondé ou non
fécondé, il faut que le poulet préexiste aussi
à l'accouplement ; car que signifieraient les
membranes et les vaisseaux du jaune sans ceux
du poulet, dont ils ne sont que l'expansion et
le prolongement ?… Et ces vaisseaux et ces
membranes peuvent-ils exister sans le concours des parties nécessaires à leur formation
et à leur entretien, c'est-à-dire sans l'estomac, le cœur, les nerfs, &c ?

Spallanzani a été beaucoup plus loin dans ce
sentier ténébreux. Il a d'abord trouvé que les
prétendus œufs des salamandres, des grenouilles, des crapauds, ne sont autre chose
que des fœtus existans sous une forme plus
petite dans les ovaires des femelles ; que les
fœtus fécondés ou non, ont la même structure ; qu'ils préexistent par conséquent à la fé-

condation.... Il a fait la même découverte à l'égard de l'amnios et du cordon ombilical, et il s'est bien assuré que ces parties existaient avant l'accouplement. Il n'en est pas resté là ; il a découvert que la fécondation des têtards (1) s'opère hors du corps de la femelle. A mesure que celle-ci pond les œufs ou plutôt les fœtus, le mâle les arrose de son sperme. Ceux qui recoivent l'arrosement s'animent et se développent ; la mort frappe tous les fœtus que la liqueur séminale ne peut atteindre. Le même sort attend ceux qui sortent de l'utérus sans l'acte postérieur de l'accouplement. Aucun n'évite la rigueur de cette loi. Spallanzani s'en est convaincu d'une manière bien ingénieuse : ayant remarqué que les fœtus s'échappent de l'utérus l'un après l'autre, avec le cordon ombilical auquel ils sont séparément attachés, il prit deux parties de ce cordon, l'une

---

(1) Spallanzani a découvert cette manière de fécondation hors le corps de la femelle, dans les grenouilles, dans les raines vertes, dans la salamandre d'eau, et diverses espèces de crapauds. La fécondation des salamandres ne s'opère pas entièrement hors le corps de la femelle ; la semence du mâle pénètre un peu dans le vagin de la femelle.... Roesel avait observé, avant Spallanzani, que la fécondation de la raine verte se fait hors l'utérus.

avant la fécondation ou l'arrosement, et l'autre après. Il les plaça l'une et l'autre dans une
position égalements favorable au développement : les fœtus fécondés produisirent des grenouilles ; les autres, aucun excepté, furent
stériles et périrent.

Une découverte aussi curieuse devait naturellement rappeler l'idée des fécondations
artificielles. Les naturalistes avaient jusqu'ici
échoué dans ce projet téméraire. Mais la nature s'étoit trahie elle-même dans les fécondations hors le corps de la femelle. On devine
déjà le procédé de notre observateur.... Il
prend des œufs qu'une femelle a pondus sans
accouplement ; il les arrose avec la semence
d'un mâle, les met dans un lieu favorable à
la couvée.... Six jours après, ces œufs produisent des têtards vivans, entièrement res-
semblans à ceux qui naissent naturellement ;
les œufs au contraire qu'il soustrait à l'action
du sperme, ne donnent aucun signe de vie et
ne tardent pas à se putréfier.... Il faut très-peu
de sperme pour féconder plusieurs œufs. Une
goutte presqu'imperceptible opère les mêmes
effets, qu'une quantité assez considérable.
L'eau n'affaiblit pas sensiblement sa vertu prolifique. Trois grains conservèrent toute leur
énergie dans dix-huit onces d'eau. Une sem-

blable dose anima même plusieurs fœtus , quoique dissoute dans vingt-deux livres d'eau.... Qu'on se garde bien d'attribuer les qualités de la semence à un principe volatil, à l'*aura seminalis* ; Spallanzani a approché le plus près possible de la liqueur séminale différens fœtr , sans jamais obtenir de fécondation. Il a toujours fallu le contact immédiat de cette humeur. La vertu fécondante réside dans la partie épaisse et solide de ses élémens.

Le sperme mêlé à un peu d'eau, garde plus long-temps son activité que lorsqu'il est pur. Ce mélange est même nécessaire pour féconder les tétards des salamandres.

Le sang, la bile, l'urine, la salive ne détruisent point la force prolifique de la semence, et ne peuvent cependant la suppléer. Il en est de même de plusieurs autres fluides ; l'électrique paraît néanmoins ajouter un peu à son activité.

La semence est également fécondante , qu'elle contienne ou non des vers spermatiques ; et l'urine, qui est un poison pour eux, n'empêche nullement la génération. Que penser donc de l'hypothèse de Leuwenhoeck , fondée sur l'existence des vers spermatiques, et de la théorie de Buffon reposant sur les molécules organiques qui ne sont autre chose que ces mêmes vers ?

C'est sur diverses espèces de grenouilles, de crapauds et de salamandres que Spallanzani a fait le plus grand nombre de ses expériences concernant les générations artificielles. Il a même obtenu celle d'un vers à soie, inutilement tentée par Malpighi.

Mais la fécondation artificielle la plus étonnante a été celle d'une chienne. Après avoir injecté dans son vagin dix-neuf grains de semence d'un chien de la même espèce, il a vu naître au terme ordinaire de la gestation, plusieurs petits de même race, qui sont parvenus à leur entier accroissement. Il serait inutile d'ajouter qu'aucune précaution n'a été oubliée pour mettre l'expérience à l'abri de tout soupçon et de tout équivoque (1).

Spallanzani a essayé en vain de féconder les œufs d'une grenouille avec la semence d'un crapaud. Il n'a pas eu plus de succès en arrosant les germes d'une salamandre avec le sper-

---

(1) Le docteur Rossi de Pise a répété avec succès la même expérience.... Voyez *Giornale de' letterati di Pisa*, tom. XLV, an. *1782*.... Voyez aussi une lettre de Spallanzani à Rossi, dans le même tome du même ouvrage.

Le chevalier Joseph Bufalini de Césène a obtenu le même succès; il a de plus réussi à féconder artificiellement plusieurs poissons..... *Opuscoli scelti di Milano*, tom. XIV, an. *1791*.

me d'une grenouille : étonnante providence de la nature qui n'a point voulu troubler l'harmonie des espèces et augmenter le nombre des races et des mulets. . . . !

La poussière des étamines est sans doute le principe vivifiant des germes contenus dans l'ovaire des pistiles. Il n'y a point de génération sans le concours des deux sexes. C'est une loi générale de la nature, qui a cependant des exceptions bien grandes parmi les animaux, les pucerons, les polypes, les vers infusoires. Le regne végétal a offert la même bizarrerie à notre observateur. Il a vu la semence de diverses espèces de chanvre et de courge former sans l'intervention des étamines, des embryons qui sont parvenus à maturité.

Un résultat aussi étrange devait mécontenter les botanistes nomenclateurs. Notre auteur l'a prévu ; aussi a-t-il redoublé de soins et d'attention. Cependant il n'a pu échapper à l'envie et à la calomnie. On n'a point contesté le résultat de ses expériences; on a plus fait, on a avancé qu'il ne les avait pas faites. C'était à-la-fois attaquer sa réputation et sa probité, c'était trop pour ne pas exciter (1) une juste indignation.

____

(1) On veut parler du chanoine Volta de Mantoue, qu'il ne faut pas confondre avec l'immortel Alexandre

§.

§. XIV.

SPALLANZANI n'était pas uniquement chargé de professer l'histoire naturelle, il avait encore la direction du museum, et pouvait disposer d'une somme annuelle pour faire les achats qu'il jugeait convenables à son embellissement. Il négocia le marché de la collection des vers de Goëzz, collection unique en son genre et d'après laquelle ce célèbre hollandois a fait l'ouvrage qu'il a publié. Mais la plupart des objets qui font l'ornement du cabinet de Pavie, Spallanzani les a lui-même recueillis ; et l'on doit dire qu'il a jeté les fondemens de ce bel établissement ; on n'y trouvait avant sa nomination que quelques débris

---

Volta de Como, professeur de physique expérimentale dans l'université de Pavie. Le premier a fait insérer dans les actes de l'académie de Mantoue un assez long mémoire, dans lequel il assure que Spallanzani n'a jamais fait les expériences relatives à la fécondation des plantes. Il a fallu toute la publicité de ce mémoire pour que Spallanzani se décidât à répondre. Il l'a fait avec infiniment d'aigreur et de véhémence, dans une lettre adressée à un ami de Mantoue (*Lettera a un amico di Mantova. Pavia, in-8°.*). On verra plus bas que cette dispute a été la suite d'une ancienne querelle beaucoup trop envenimée.

E

informes des trois règnes, placés çà et là sans méthode et sans distribution. Les curieux de la nature y admirent aujourd'hui l'ensemble le plus complet, le mieux assorti et ordonné de l'Italie, sans excepter Bologne et Floren-ce. C'était pendant les vacances que Spallanzani se livrait à ce nouveau genre de travail aussi pénible qu'intéressant. Tantôt il faisait une course aux Alpes, aux Apennins. Tantôt il dirigeait ses pas vers les bords de l'Adria-tique et de la mer Egée ; il revenait toujours chargé des dépouilles les plus riches, sans avoir oublié aucune des recherches qui pou-vaient sur les lieux éclaircir quelques points des sciences naturelles. Ainsi au golfe de la Spezzia, à Porto-Venere et sur différens pa-rages de la Méditerranée, il a ajouté une foule de faits précieux à l'histoire de la tor-pille (1), des mollusques, des alcyons, des

(1) *Voyez* le précis d'une lettre de Spallanzani, in-séré dans le vi° volume des Opuscules choisis de Milan, *in-4°.* et dans le Journal de physique de l'abbé Rosier, an. 1783.... Spallanzani y indique de nouveaux rapports entre le fluide électrique, et celui qui occasionne la se-cousse de la torpille. Il avance, contre Schilling, que l'aimant n'enlève pas les torpilles, qu'elles ne s'y attachent même pas ; contre Linné, qu'on éprouve la secousse de la torpille, soit qu'on retienne ou non la respiration ;

millepores, des madrepores, des gorgones, des corallines, des animaux qui occasionnent la lumière nocturne de la mer, de plusieurs autres productions marines et fossiles, &c. &c. (1).

Il parcourut en 1779 une partie de la Suisse, passa plusieurs jours à Genève avec ses illustres amis Bonnet, Trembley, Saussure, Senebier ; il fut ensuite à Berne rendre visite à la veuve du célèbre Haller, et retourna dans ses foyers par le mont St. Gothard.

Il côtoya en 1781 les bords de la Méditerranée depuis Livourne jusqu'à Marseille, où il séjourna pendant un mois et demi.

Il fit en 1782 et 1783 un voyage en Istrie sur

---

que cet animal n'est pas vénéneux, et n'a pas de véritables poumons, &c.

(1) *Lettere due relative a diverse produzioni marine e diversi ogetti fossili e montani, al sig. Carlo Bonnet. Societ. ital. di Verona, tom. 11, 1784;* et dans le Journal de physique de Rozier, tomes XXVIII et XXIX, an. 1796. Il entre dans les plus grands détails sur la cause de la lumière nocturne de la mer. Il confirme qu'elle est dûe à la phosphorescence d'une infinité d'animalcules qui nagent sur la surface de l'eau. Il recherche si la lumière qu'ils répandent provient d'un organe particulier ; si elle brille continuellement, ou à certaines époques, et lorsque ces animalcules sont hors de la mer ; s'ils multiplient par des œufs ou des fœtus, &c. &c.

les rivages de l'Adriatique, aux monts Euga‑
néens, &c.

§. X V.

LE voyage du plus long cours qu'ait fait
Spallanzani est celui de Constantinople. Il
s'embarqua à Venise le ....août 1785, avec le
chevalier Zuglian, baile de cette république
près la cour ottomane. Vis‑à‑vis des côtes de
l'Istrie, une trombe (1) frappe les regards des
voyageurs : elle ne soulève ni n'absorbe l'eau
de la mer ; c'est un simple courant d'air em‑
prisonné dans un canal vaporeux qui se pré‑
cipite du haut du nuage sur la surface de
l'onde. Ce courant paraît être l'effet primitif
de plusieurs vents contraires qui se heurtant
avec violence, impriment au nuage une es‑
pèce de tournoiement. Le canal vaporeux est
vraisemblablement produit par un tourbillon
d'air qui entre avec force dans la masse du
nuage, en gonfle la partie inférieure, s'en en‑
veloppe en quelque sorte et se précipite avec
lui tantôt dans la basse région de l'atmosphère,
tantôt sur la surface de la mer. Un mois

____

(1) *Voyez* la description qu'il en a donnée dans la Bi‑
bliothèque physique d'Europe de Brugnatelli, tom. VII,
an. 1786.

auparavant, un semblable météore survenu dans la même mer avait fait sauter dans les airs un vaisseau de transport.

Le bâtiment relâche à Corfou ; Spallanzani pour qui le temps est précieux, profite de ce séjour pour visiter l'île. Il cherche en vain le palais d'Alcinoüs, et ses fameux jardins célébrés par Homère. Le temps a détruit jusqu'à leurs traces ; il n'a respecté que la fontaine qui venait y répandre la fraîcheur et la fertilité.

On remet à la voile : Céphalonie et Zanthe ont bientôt disparu... Tout-à-coup le ciel se couvre de nuages, l'atmosphère est sillonnée d'éclairs ; le tonnerre gronde, la mer mugit ; le vaisseau est jeté sur un rivage. C'est Cerigo, l'ancienne Cythère... Où est la déesse ? Où sont ses temples, ses autels, ses prêtres, ses nymphes...? Mortels, qui cherchez les plaisirs, n'allez pas à Cythère ; la reine des amours a abandonné cette île : ce séjour n'est plus habité que par de malheureux sauvages ; on n'y rencontre que débris, que ruines, ossemens, matières embrasées.... Cythère était-elle ainsi du temps des Grecs ? doit-elle son changement à la fureur des volcans, dont elle offre mille indices (1) ?

____

(1) C'est l'opinion de Spallanzani. *Voyez* sa lettre da-

Cependant le vaisseau vogue dans l'Archipel.... Quels souvenirs doivent se retracer dans l'imagination de notre navigateur ? Ici florissait Athènes, là Lacédémone..... à côté passa l'armée de Xerxès ; au-delà le conquérant de l'Asie débarqua ses phalanges invincibles.... plus loin Rome perdit sa liberté ; ici Octave assura son despotisme......

Spallanzani arriva à Constantinople le 31 octobre ; il y demeura onze mois.... Que ne m'est-il permis de le suivre dans ses courses philosophiques au milieu de cette fameuse métropole, dans les heureux sites qui l'entourent, à l'île des Princes où il trouve une mine de fer, à celle de Calki où il en découvre une de cuivre, sur les bords de la mer Noire, à travers les montagnes de l'Asie ! Que ne puis-je l'accompagner dans cette plage à jamais fameuse par la guerre qu'a chantée le premier des poètes ! Avec quel respect, avec quelle curiosité religieuse, il dut visiter des lieux où Patrocle expira sous les coups d'Hector, où

---

tée de Pera au chevalier Lorgna sous ce titre : *Osservazioni fisiche instituite nell' isola di Citera, oggidì Cerigo. Societ. ital. di Veron. tom. III, an. 1786....* Spallanzani a trouvé dans cette île une petite montagne presque toute formée d'ossemens humains : il croit que c'est un cimetière des anciens.

Achille vengea Patrocle, où Diomède se teig-
nit du sang des dieux, où l'adroit Ulysse calma
les dissentions qui furent si funestes à l'entreprise des rois coalisés !

> .... Juvat ire et dorica castra
> Desertosque videre locos, littusque relictum :
> Hic Dolopum manus ; hìc sævus tendebat Achilles
> Classibus hic locus ; hic acies certare solebant (1).

Et qui pouvait mieux reconnaître le camp des
Grecs, les murs des Troyens, ces lieux té-
moins de leur bravoure, que celui qui avait fait
l'étude la plus approfondie des ouvrages d'Homère (2) ?

Spallanzani quitte Constantinople le 16 août
1786. Il expédie sur un vaisseau génois les productions de tout genre qu'il avait recueillies.
Suivi de son fidèle domestique, il prend la
route d'Allemagne, traverse la Bulgarie, la
Valaquie, la Transylvanie, la Hongrie. Ces

---

(1) Æneïd. lib. 11 , v. 27 , &c.

(2) Spallanzani est mort sans avoir publié son voyage
à Constantinople. Cet ouvrage était cependant terminé ,
et je l'ai eu plusieurs fois entre les mains. Il eût probable-
ment vu le jour dans le courant de cette année , ou au
plus tard après la publication de ses expériences sur la
respiration.... Au reste , il a été remis à des personnes
délicates et instruites , et le public ne tardera pas à en
jouir.

E 4

pays peu connus arrêtent souvent sa marche. Il demeure plusieurs jours à Buckarest. Le gouverneur le loge dans son palais, et le fait escorter à son départ par trente soldats jusqu'à Hermanstadt. Il séjourne plus long-temps dans la Hongrie. Il visite avec attention les nombreuses et riches mines dont abonde cette province, y fait la plus précieuse collection de métaux et de minéraux de différentes sortes.

A Vienne, Joseph II l'accueille avec la plus grande distinction, s'entretient plusieurs heures avec lui, lui fait présent d'une médaille ornée de son portrait. Les ministres, les ambassadeurs et les savans les plus distingués de cette ville honorent le naturaliste de leur visite... En vain la calomnie avait aiguisé ses traits, on refuse de croire aux dénonciations les plus outrageantes ; leur fausseté est reconnue et l'innocence de Spallanzani proclamée par un édit impérial (1). Il retourne triomphant à Pa-

---

(1) Je ne rapporterai point cet édit, ne voulant réveiller ni les haines, ni les passions ; on me saura peut-être gré de ce silence. Il suffit qu'on sache que Spallanzani, accusé d'avoir soustrait quelques pièces du cabinet d'histoire naturelle, fut reconnu et déclaré innocent par un décret du gouvernement, et Jean Séraphin Volta, son dénonciateur, privé de tout emploi dans l'université. Quant aux autres personnes atteintes par le même décret,

vie, après vingt-un mois d'absence. Ses élèves lui témoignent par les démonstrations de l'alégresse la plus vive, et le plaisir de le voir reprendre son cours, et le regret d'en avoir été si long-temps privés.

§. X V I.

Ici la vie littéraire de Spallanzani offre une lacune. Chaque année avait été marquée par quelques ouvrages; le lecteur qui pouvait à peine le suivre dans ses nombreuses recherches, ne trouve pendant l'espace de trois ans que des lettres fugitives (1); il ne voit pas

---

je n'ai jamais pu croire qu'elles eussent pris la moindre part à la disgrace qu'on préparait à Spallanzani; leur loyauté, leur délicatesse, et sur-tout leur mérite, me sont de sûrs garans que je ne me trompe pas... J'ai même vu en Italie un assez grand nombre de gens qui m'ont fait le plus grand éloge de la moralité du chanoine Volta: quant à ses talens, on peut en juger par ses ouvrages, entr'autres par les recherches qu'il a faites sur l'odorat des volatiles, recherches consignées dans le bel ouvrage de Scarpa sur l'ouie et l'odorat, &c. &c.

(1) Parmi ces lettres, je crois devoir rapporter celles qui eurent pour prétexte l'anecdote suivante.... On apporta à Scopoli un prétendu animal qu'on assurait avoir trouvé en vie, vu marcher, &c. &c. Le crédule professeur reconnut en lui les caractères d'une espèce de ver

même que l'auteur ait préparé quelque travail digne de sa réputation..... Peut-être se
disposait-il à son voyage dans les deux Siciles.

§. XVII.

C'EST vers la fin de 1788 que Spallanzani
a voyagé dans les deux Siciles. Avant de l'accompagner dans ces climats fortunés, disons
un mot de la méthode et de la marche qu'il a
suivie. Il a étudié les produits volcaniques
comme on étudie les montagnes, l'ensemble
des masses, le mélange et le rapport des cou-
ches, la nature de leur constitution particulière, &c. &c. La sommité centrale des îles a
aussi fixé son attention. C'est en général le
premier effet sensible des inflammations sou-

____

inconnu, dont il fit la description qu'il dédia au célèbre
Banks ; mais on ne tarda pas à découvrir que ce nouveau
ver n'était autre chose que la trachée-artère d'un oiseau.
Cette méprise, qui prêtait tant à la critique, fournit à
Spallanzani le sujet de deux lettres (*Lettere al sig. Sco-*
poli in zoopoli. 1788.) extrêmement piquantes, qu'on ne
trouve plus chez les libraires.... Spallanzani, après avoir
cru à la baguette divinatoire de Pennet, se rétracta ;
de-là une correspondance épistolaire assez curieuse entre
Thouvenel et lui, insérée dans les journaux de Brugnatelli.

terraines ; c'est la portion qui est sortie d'a-
bord des entrailles de la terre. On y voit le
cratère souvent entier, quelquefois brûlant,
plus généralement marqué par des signes propres et caractèristiques. Les bords des îles et
des volcans baignés par la mer, ne sont pas
moins intéressans à connaître. Notre observateur les côtoye sur une barque, en fait plusieurs fois le tour ; il ose considérer de sang-
froid leurs flancs ouverts, leurs rochers tom-
bans ou demi-tombés. Que de faits acquis à
la science orycthologique, si tous les voyageurs avaient eu le même courage et se fussent livrés à de semblables recherches avec
autant de zèle et de dévoûment !

Spallanzani arrive à Naples le ... de 1788.
Impatient de visiter le Vésuve(1), il desire sur-

____

(1) Le Vésuve ne fixe l'attention des Napolitains que
dans ses grandes éruptions. L'habitude les rend indiffé-
rens sur l'état ordinaire de ce volcan. L'expérience leur
a d'ailleurs appris que la ville de Naples n'a rien à craindre
de ses explosions. Les habitans de Portici et des villages
environnans doivent seuls redouter un voisin aussi terrible ; ils ne sauraient oublier la triste catastrophe d'Herculanum, de Pompéia, et celle plus récente d'une grande
partie de la torre del Greco. Cependant ils n'en sont ni
plus prudens, ni mieux avisés. Chaque année voit s'é-
lever sur ces lieux des habitations nouvelles. J'ai vu moi-

tout être témoin de quelque forte éruption. Sa curiosité ne tarde pas à être satisfaite. Un des flancs du volcan s'ouvre ; il vomit durant la nuit des torrens de laves. Spallanzani averti, s'achemine à la lueur des flammes ; il a toute l'ardeur de Pline, veut voir d'aussi près cette effroyable scène ; mais plus heureux (1), il évite les matières embrasées, échappe à la fureur du cratère. Cependant un jet de pierres et une épaisse fumée de vapeurs sulfureuses, l'empêchent de gravir jusqu'à la cîme ; et ses démarches se bornent à observer une lave en mouvement, dont il calcule la vîtesse et la fluidité, estime la chaleur, détermine la composition à base de roche de corne, d'un gris noir, d'une dureté moyenne, sèche au toucher, donnant quelques étincelles sous le briquet.

---

même, en 1796, les habitans du bourg incendié en 1794, rebâtir leurs maisons à côté et avec de la lave encore fumante. Sans doute on ne pourrait choisir de coteau plus riant, de terrein plus fertile, de site plus heureux; mais ces avantages peuvent-ils balancer l'affreuse perspective d'une destruction tôt ou tard inévitable ? (*Not. lit. sur l'Ital.*)

(1) On sait que Pline l'ancien périt victime de son amour pour l'histoire naturelle, dans la première éruption connue du Vésuve, l'an 79. *Voyez* le récit de sa mort par Pline le panégyriste, liv. VI, lett. XVI et XX, pag. 172 et 198, édit. des Deux-Ponts.

Les fameux champs Phlégréens, où l'aspect des volcans éteints ou dans l'inaction frappe et épouvante l'imagination, où la nature s'est plu à confondre les élémens et à produire les révolutions les plus étonnantes, attirent toute l'attention de notre voyageur. Il parcourt ces lieux avec le physicien Breslack (1); ils examinent ensemble les laves de la Solfatare et les vapeurs qui s'en exhalent, la mofette de la Grotte du chien, le lac d'Agnano, cette montagne sortie en quarante-huit heures des entrailles de la terre, Misène, Ischia et Procida, qui semblent s'être séparées à regret du continent, qui s'en éloigne sans cesse.

Spallanzani s'embarque ensuite pour la Sicile.... Le Vésuve pourrait être comparé au volcan de Léméry relativement à l'Etna. Celui-ci occupe environ cent quatre-vingts milles de

---

(1) Ce physicien est avantageusement connu en Italie par plusieurs mémoires d'histoire naturelle. Il fait imprimer dans ce moment un ouvrage infiniment précieux sur la minéralogie des volcans des environs de Naples, enrichi de deux magnifiques cartes, où l'on trouve, outre l'indication des cratères, celle des sites les plus remarquables de ce pays. Le golfe de Naples y est beaucoup mieux dessiné que dans les belles cartes de la Calcographie royale.

terrein ; il s'élève de deux milles au-dessus du niveau de la mer ; il lance ses productions jusqu'à quinze lieues ; son cratère a six milles de circonférence.

Il faut vaincre mille difficultés pour gravir l'Etna, il faut traverser des torrens de laves, se traîner sur des scories, avaler mille bouffées de vapeurs méphitiques ; subir l'alternative des températures les plus opposées..... Spallanzani surmonte tous ces obstacles. Il arrive à la hauteur du volcan ; assis sur le bord du cratère, il regarde, il examine, il contemple, avec un sentiment mêlé d'admiration et d'effroi, cette vaste caverne, sa forme, ses parois, son fond, les matières qui y bouillonnent, les substances qui s'échappent, les vapeurs qui s'en exhalent, leur direction..... Il jette un coup-d'œil autour de lui-même. Etonné, surpris, il voit à ses pieds un colosse énorme, des lieux embrasés, la délicieuse Catane, une vaste mer, la Sicile entière, ses villes, ses montagnes, ses prairies, ses fleuves, les îles Eoliennes, l'embrasé Stromboli, Vulcano en flammes, Lipari, Malthe.... « Placé, dit-il, sur » ce grand théâtre, je contemplais avec déli-» ces, ces différens points de vue ; j'éprouvais » une satisfaction, un plaisir, une volupté inex-» primable. L'atmosphère était sans nuages ;

» le soleil approchait du méridien ; le thermo-
» mètre marquait dix degrés : je me trouvais
» dans la température la plus amie de l'hom-
» me ; et l'air subtil que je respirais, comme
» s'il eût été entièrement vital, produisait en
» moi une gaîté, une vigueur, un bien-être tel
» que je me croyais transporté dans les régions
» célestes ».

Les îles Eoliennes, ces filles du feu, n'ont
fixé que depuis peu les regards des physiciens.
Dolomieu nous en a donné une description aussi
exacte que curieuse ; mais le champ où il
moissonnait était trop vaste et trop riche, pour
ne pas laisser à Spallanzani l'espoir et même
la certitude d'y faire quelques découvertes. Il
y séjourne pendant trente-cinq jours. Il visite
le premier comme naturaliste Felicuda et Ali-
cuda : les volcans et les minéraux de ces îles
ne sont pas le seul objet de ses recherches.
Ses vues embrassent toutes leurs productions.
Il observe, il étudie les mœurs des habitans,
leur population, leur commerce, leur agricul-
ture, leur industrie, leurs usages. Ces lieux
paroissent d'abord l'asyle de la misère la plus
affreuse. Les maisons ressemblent moins à des
habitations qu'à des nids appliqués contre les
rochers ; elles sont fabriquées avec des laves
mal liées, sans aucune régularité au-dedans

ni au dehors. Quelques-unes semblables à des antres, ne sont éclairées que par une pâle lumière. Du pain et quelques fruits sauvages sont toute la nourriture des habitans. Rarement ils prennent du poisson salé et boivent un peu d'eau pure. Les repas sont servis sur des petites tables et plus souvent à terre. Cependant si l'on considère la physionomie de ces insulaires, on y trouve une gaîté, une satisfaction, un calme qui contraste avec leur misère. Ces mets, qui paroissent si grossiers, si insipides, ils les trouvent exquis et délicieux. Ces tristes chaumières qu'on voit d'abord avec dédain et compassion, leur sont tout aussi chères que des lambris dorés ; et ces rochers arides et escarpés, ont pour eux autant d'attraits que les plaines les plus riantes. Ulysse n'aima pas mieux son Ithaque qu'ils n'aiment leurs îles Eoliennes.

Spallanzani retourne à Messine, curieux d'observer son détroit, bordé d'un double écueil..... Déjà il entend du bruit, une espéce de frémissement, des mugissemens, un aboiement de chiens.... C'est Sylla. Les ondes agitées entrent avec force dans ses profondes cavernes, le brisement de ces ondes produit ces bruits redoublés et effrayans qui retentissent au loin.

Homère et Virgile voulant animer cet écueil, ont

ont donc raison de le représenter tendant des embuscades dans l'obscurité d'une vaste caverne, ses flancs entourés de loups qui hurlent, de chiens qui aboient. Scylla n'est à redouter que lorsque le courant se dirige du sud au nord et que le vent souffle en sens contraire à cette direction ; alors le batteau pressé par deux forces opposées, est forcé de battre contre l'écueil, si le pilote manque d'adresse, ou néglige d'appeler les matelots messinois toujours prêts à le secourir (1).

Charybde est beaucoup moins effrayant. Ce gouffre, comme on l'avait cru depuis Homère jusqu'à Buffon, n'est pas un véritable tourbillon. Il n'absorbe ni ne vomit les eaux trois fois par jour. Il ne présente aucun tournoiement. Il offre seulement un mouvement continuel d'eaux qui montent, descendent, se heurtent et se repoussent. Quand le courant est faible, on n'observe rien de pareil ; et dans les tempêtes les plus fortes, bien loin d'absorber les

---

(1) Il y a nuit et jour sur la plage de Messine un certain nombre de matelots experts et hardis, qui accourent au premier signal ; et comme la force du courant n'est pas par-tout la même, ils savent choisir l'endroit le moins périlleux, et conduire sûrement au port le vaisseau qui leur a donné des signaux de détresse.

vaisseaux, Charybde les repousse et les chasse loin de lui.

Le détroit de Messine est encore fameux par la pêche du corail, cette production ambigue qu'on a classée enfin parmi les animaux, après l'avoir placée tour-à-tour dans les trois règnes. Il présente aussi le spectacle infiniment curieux de la pêche du poisson à épée et des chiens de mer, pêche qui forme une branche de commerce assez lucrative pour les habitans. On trouve dans le même canal une méduse d'une organisation particulière, orbiculaire, un peu convexe, phosphorique, à bords frangés. On y rencontre un polype dont la circulation du sang est visible ; aucun animal de cette espèce n'avait encore offert le même phénomène.

Spallanzani termine ici ses courses dans les deux Siciles. Le trajet de Naples à Gênes, donne occasion de visiter le lac d'Orbitello renommé par ses anguilles, et les îles d'Elbe fameuses par les mines de fer que le père Pini a si bien décrites.

Ce n'est que pendant l'automne de 1790 qu'il parcourt l'Apennin Modenois ; les feux de Barigazzo, les salses de Reggio, de Querzuola, de Maino, le pétrole de Mont-Zibio, ont fixé principalement son attention.

Il est possible d'étudier sur les lieux la fi-

gure, la forme, le volume, la masse, la physionomie des substances minérales ; mais la
connoissance de leurs principes demande un
examen plus sérieux et plus réfléchi, auquel
on ne peut se livrer que dans un laboratoire,
à l'aide de plusieurs opérations chimiques.
C'est à Pavie, que notre savant professeur re-
voit, examine et soumet à l'analyse la plus rigoureuse, les différens produits volcaniques
dont il a fait la plus riche collection. Il estime la quantité de fer qu'elles contiennent,
trouve dans les unes de l'acide muriatique,
dans les autres du fer spéculaire, fixe la véritable origine des basaltes, détermine avec
le pyromètre de Wegwood les rapports de notre feu avec celui qui alimente les volcans,
découvre que les laves sont susceptibles de
se convertir en gaz, et que ces gaz ont la plus
grande influence dans l'éruption des volcans,
la formation des grêles, &c. &c.

Les voyages de Spallanzani dans les deux
Siciles et dans quelques parties de l'Apennin (1), sont particulièrement consacrés à la

____

(1) *Viaggi alle due Sicilie ed in alcune parti dell' Apen-
nino. Pavia,* 1792, 6 vol. *in-*8°.

Le 6ᵉ volume traite particulièrement des hirondelles ;
il offre même l'histoire complète de leurs mœurs, de

minéralogie volcanique. Ce n'est presque toujours que laves, scories, pierres-ponces,

---

leurs habitudes, &c. &c. Les autres volumes ne renferment en général que des recherches et des détails sur la
minéralogie des volcans.

Est-ce à un volcan dans les airs qu'il faut attribuer les
pluies de pierres qu'on a vu tomber en différens endroits,
et notamment en Toscane, le 16 juin de 1794? Plusieurs
physiciens ont adopté l'affirmative ; ils pensent que l'atmosphère tient en dissolution des substances terreuses,
métalliques, salines, bitumineuses, sulfureuses, qui se
réunissant en plus grande quantité dans un nuage chargé
de fluide électrique, s'y allument, s'enflamment, s'em-
brasent, et se précipitent ensuite en forme de pierres.
Spallanzani est d'une opinion toute différente. Il rejette
comme gratuite la suspension dans les airs des substances
terreuses, métalliques, &c. Ces pierres, selon lui, n'ont
aucune apparence de vitrification ; elles contiennent des
parties pyriteuses et du quartz cristallisé, produits inex-
plicables dans la supposition d'un volcan. Il croirait que
les pierres ont pu être lancées toutes formées de la surface de la terre même, par un tourbillon ou une violente
éruption souterraine. Il cite à l'appui de sa conjecture le
fameux orage de Padoue, qui souleva dans les airs tout
le toit du palais public, et pendant lequel on vit tomber
des grains de grêle entrelacés de plusieurs brins d'herbe
fraîche. Il rapporte encore le témoignage de Mercati et
de Lancisi, qui assurent avoir vu diverses pluies de
pierres s'élever d'abord de la surface de la terre, et retomber ensuite à la manière des substances lancées par

émaux, cendres, sables, vitrifications, débris de feu. Quels lieux néanmoins plus suscepti- bles de rapprochemens curieux et de détails agréables (1), que ces rivages « que la nature » semblait avoir crées exprès pour délasser les » Romains de la conquête de l'univers ou la leur » faire oublier » ; où reposent les cendres de Virgile ;

> Mantua me genuit, Calabri rapuère, tenet nunc
> Parthenope : Cecini pascua, rura, duces.

où Ciceron composa ses académiques ; où Sé- nèque craignit de dormir une nuit ; où Proper- ce crut sa Cynthie infidelle, dès qu'elle y fut arrivée ; où encore, après tant d'années, mal-

---

les volcans. *Lettera sulla pioggia di sassi avenuta in Tos- cana, nel 16 giogno del 1794. (Bibl. ph. med. de Brugna- telli, tom. 3, an. 1795.)*

(1) Ces détails nous ont été donnés par les savans tra- ducteurs du Voyage de Spallanzani, Toscan et Duval. Les notes qu'ils ont ajoutées au 1er volume renferment la description la plus vraie et la plus animée des environs de Naples. J'ai cru, en la lisant, voir une seconde fois le tombeau de Virgile, le passage du Pausilippe, la Grotte du Chien, le lac Averne, les Champs-Elysées, le temple de Séraphis, Cumes, Baies, Mysène, Portici, Herculanum, Pompéia, Pœstum, &c.

Les autres volumes offriront sans doute le même in- térêt.

gré les plus grands changemens, au milieu de
toutes sortes de ruines, un voyageur moderne
s'écrie : « Moi-même, je trouve ce séjour, quoi-
» que tant changé par les siècles et les volcans,
» quoique désert, quoique couvert de ruines qui
» pendent, tombent et disparaissent incessam-
» ment dans les ondes, je le trouve encore dan-
» gereux. Il me semble que cet air a retenu
» quelque chose de son ancienne corruption,
» dont il n'est pas épuré. Je sens mes pensées
» s'amollir à ces aspects, à cette situation, à
» cette ombre vague, légère, qui successi-
» vement éteint dans le ciel, sur la mer, sur
» toutes les montagnes, sur tous les sommets
» des arbres, les dernières lueurs du jour. Mes
» pensées s'amollissent sur-tout à ce silence
» qui se répand de moment en moment sur ces
» rivages, et du sein duquel s'élève par degrés
» le touchant concert du soir, composé du
» bruit mélancolique des rames qui sillonnent
» les flots éloignés, des bêlemens des trou-
» peaux répandus dans les montagnes, des
» ondes qui expirent en murmurant sur les ro-
» chers, du frémissement des feuilles des ar-
» bres, où les zéphyrs ne se reposent jamais,
» enfin de tous ces sons insensibles épars au
» loin dans les cieux, sur les flots, sur la terre,
» qui forment en ce moment comme une voix

» incertaine , comme une respiration mélo-
» dieuse de la nature endormie ».

§. XVIII.

DE même que les différentes parties dont se
compose la machine animale ont entr'elles l'u-
nion la plus intime, qu'elles se communiquent
leurs affections , leurs desirs et leurs besoins ,
peuvent-elles aussi se remplacer dans les fonctions qui leur ont été réparties dans l'ordre
primitif de l'organisation ? On a des exemples
d'un pareil remplacement , et les organes qui
en deviennent susceptibles sont même en assez
grand nombre. Il faut néanmoins, pour que cet
échange s'opère sans désordre , qu'ils aient une
action indépendante de tout mode mécanique ,
ou une structure parfaitement semblable. Dans
le premier cas , la nature débarrassée de toute
entrave organique , peut transférer où il lui
plaît , c'est-à-dire, conformément aux loix de
l'excitation , le siége de ses différens actes.
Ainsi les phénomènes vitaux , aussi simples
dans leur essence que variés dans leurs effets ,
se manifestent dans divers systêmes , parce
qu'ils sont étrangers aux combinaisons ins-
trumentales , et qu'ils peuvent changer de
place et recevoir de nouvelles modifications ,

en conséquence des stimulus qui déterminent leur activité (1). De-là un véritable transport des forces vitales dans la tête, l'estomac, les parties génitales, &c. suivant un exercice plus actif de ces organes, c'est-à-dire, un excitant plus énergique et plus puissant. Dans le deuxième cas, infiniment plus rare, l'identité des moyens donne lieu à la conformité des effets. Les viscères, par exemple, à sécrétion muqueuse, la vessie, la membrane pituitaire, les intestins se suppléent souvent dans leurs usages, parce que les vaisseaux sécrétoires dont

____

(1) Je crois que chaque fonction de l'économie animale se compose d'une triple action chimique, mécanique et vitale (Voyez *le plan du Manuel du physiologiste, ou Propositions fondamentales de la science de l'économie animale.* Metz, an 5.), et que les phénomènes qui appartiennent à la dernière sont entièrement indépendans de toute organisation ; qu'ils ne sont liés à aucun système exclusif d'organes ; qu'ils peuvent affecter toutes les parties ; qu'ils sont essentiellement errans, et n'établissent une résidence momentanée dans tel ou tel viscère, qu'en conséquence des loix de l'excitation, ou de la puissance des stimulus : loix connues et observées dans la pratique de quelques médecins, mais que je n'ai trouvées dans aucun ouvrage de physiologie.... J'expose quelques-unes de ces loix, dont Brown m'a fourni l'idée, dans un essai de physiologie, dont je m'occupe sans cesse à recueillir et à ordonner les matériaux.

ils sont fournis ont une disposition semblable, et que l'humeur qu'ils séparent se compose des mêmes élémens. Mais toute espèce d'échange ou de remplacement est impossible dans les fonctions exercées par des organes subordonnés à un mécanisme spécial, et rigoureusement lié avec les objets externes qui l'entretiennent. Ainsi l'œil voit, parce qu'il a une organisation favorable à recevoir l'impression du fluide lumineux ; mais il ne peut entendre, parce que sa structure ne lui permet pas de recueillir les sons. Le goût pareillement ne saurait remplacer l'odorat, parce que la langue ne peut recevoir l'excitation d'un assez grand nombre de corpuscules volatils odoriférans, pour la transmettre au *sensorium commune*.

Que penser donc de la chauve-souris, qui, malgré la perte de ses yeux (1), voit les choses qu'on lui présente, les fuit, s'y soustrait, et suit dans son vol la même direction qu'auparavant. Cet animal n'est point pourvu d'un sixième sens : l'anatomie n'en découvre au moins aucune trace, et l'on ne peut s'étayer sur l'analogie....

----

(1) *Lettera sopra il sospetto di un nuovo senso nei pipistrelli, &c.*

Les expériences de Spallanzani ont été répétées avec un égal succès en Italie, en France, en Allemagne.

Quelqu'autre organe, celui du goût, de l'odorat, du tact, de l'ouie, remplacerait-il la vue de la chauve-souris ?

Le tact. — Quelqu'exquis qu'on le suppose, il ne pourra certainement avertir la chauve-souris du voisinage souvent assez éloigné d'un plafond, d'une muraille, d'une fenêtre ; d'ailleurs, si on recouvre ses extrémités d'un vernis, l'animal vole comme à son ordinaire.

L'odorat. — Ce sens peut être de quelque utilité. Il est de fait qu'une chauve-souris à laquelle on a arraché les yeux sent plutôt l'approche d'un être animé que d'un corps mort. Cependant si l'on bouche exactement les narines, la chauve-souris évite comme auparavant les obstacles qui s'opposent à son passage ; ou plutôt elle ne tarde pas à périr par la difficulté de continuer les mouvemens de la respiration.

Le goût. — La langue, principal instrument de ce sens, coupée partiellement ou en entier, n'empêche pas la chauve-souris de se conduire de la même manière que lorsqu'elle a ses deux yeux.

L'ouie. — Quelques essais avaient également fait exclure ce sens ; mais des expériences plus exactes ont démontré (à Jurine de Genève) que l'ouie remplace véritablement, chez la chauve-souris, l'organe de la vue. En bouchant parfaitement les conduits auditifs externes de cet animal, il ne voit plus les objets qui l'entourent ; il n'évite aucun des obstacles qu'on lui oppose ; il heurte contre les murailles, les plafonds, &c. Ce phénomène n'est cependant pas inexplicable. La chauve-souris ne peut voler sans produire une agitation, une secousse dans l'air qui l'environne. Cet air frappant nécessairement le corps vers lequel se dirige la chauve-souris, doit réagir avec plus ou moins de force sur l'oreille de cet animal, l'avertir du voisinage de l'objet, et le déterminer à s'en éloigner.

Il doit paraître curieux qu'un animal puisse voir en quelque sorte par les oreilles ; cependant la surprise diminue, lorsqu'on réfléchit qu'il existe un grand nombre de rapports entre les loix du son et de la lumière, et que l'ouie et la vue présentent aux anatomistes une organisation bien ressemblante, sur-tout depuis la découverte des tuyaux aquo-membraneux de l'oreille, par le célèbre professeur Scarpa.

§. X I X.

L'histoire des sciences physiques n'offre point de révolution aussi étonnante que celle qui vient de s'opérer dans la chimie. Réduite à un petit nombre de faits incohérens et défigurés par des expressions ridicules et barbares, quelques années ont suffi pour changer ses principes, l'enrichir des découvertes les plus brillantes, réformer son langage, établir la nomenclature la mieux entendue et la plus philosophique. Désormais affranchie d'un joug étranger, la chimie tient un rang distingué parmi les sciences exactes, et se libère avec usure des dettes qu'elle avait contractées envers la médecine, la physique et les arts. Sans doute elle n'a pas encore acquis ce degré de certitude et de fixité auquel elle peut atteindre ; elle renferme peut-être quelques vues défectueuses ; mais des erreurs que le temps peut effacer doivent-elles faire rejeter l'ensemble le plus parfait qui ait jamais été conçu ? Spallanzani était peu versé dans l'ancienne chimie ; mais à peine le génie français eut créé la nouvelle doctrine, qu'il l'embrassa avec transport, et en devint un des plus zélés défenseurs. S'il n'a pu partager la gloire des auteurs de cet imposant édifice, il a voulu au moins le soutenir contre les attaques du célèbre Godling. On sait que ce chimiste a avancé, d'après une longue série d'expériences, que le phosphore ne brûle que par l'action du gaz azote. C'était détruire un des grands points de la nouvelle théorie, celui de la combustion des corps exclusivement attribuée au gaz oxigène. Spallanzani répète les expériences du professeur d'Iena (1) : il trouve que la vérité lui a échappé, et s'assure :

1°. Que la vivacité de la lumière du phosphore est toujours proportionnée à la quantité du gaz oxigène contenue dans l'eudiomètre.

2°. Que l'agitation et le transvasement ne renouvellent pas toujours la lumière du phosphore.

3°. Qu'après la seconde lumière, le phosphore ne se rallume plus, malgré l'agitation et le changement de vase.

4°. Qu'il est possible que dans la première combustion, le phosphore ne touche point toutes les parties de l'air vital contenu dans l'eudiomètre, et qu'il vienne en contact avec cet air par l'agitation du vase, ou que l'eau

____

(1) *Chimico esame degli sperimenti del sig. Godling.* 1796, *in-8°.* Modène, &c. Je sais bien que des chimistes célèbres ont réfuté Godling avant Spallanzani ; mais je puis assurer que ce dernier travaillait à ses expériences long-temps avant qu'il eût connaissance de leurs expériences et de leurs écrits.

fournisse par le transvasement, un peu de gaz oxigène.

5°. Que si l'on verse un peu d'air vital dans l'eudiomètre, la lumière reparaît à l'instant.

6°. Que la combustion du phosphore produit toujours un dégagement de calorique et un nouvel acide.

7°. Que le phosphore mis dans une atmosphère de gaz azote, hydrogène ou carbonique bien purs, ne brûle point.

8°. Que si le phosphore plongé dans du gaz oxigène, ne commence à brûler et à répandre de la lumière qu'au 22° degré de Réaumur ; que s'il s'enflamme au 12e, en mêlant au gaz oxigène un peu d'azote, et s'allume enfin au 9e, en leur ajoutant du gaz hydrogène, il faut en conclure que les gaz azote et hydrogène disposent l'air vital et le phosphore à se combiner entr'eux plus promptement, et à une chaleur moins forte ; et nullement que le gaz azote et le gaz hydrogène produisent directement la lumière du phosphore, puisqu'ils sont incompétens lorsqu'ils agissent séparément ; tandis que l'air vital peut seul, à une haute température, opérer cet effet.

9°. Que le soleil ne dégage l'air vital du gaz azote que lorsqu'on fait l'expérience dans l'eau ;

mais que c'est alors l'eau qui se décompose et fournit l'oxigène, &c. &c.

Les bois luisans, les poissons pourris, et autres substances phosphoriques, ont donné les mêmes résultats que le phosphore.... L'auteur croit que la lumière des vers luisans naît de la combustion lente du gaz hydrogène pur et du gaz hydrogène sulfuré.

De toutes les parties de la chimie, la gazologie était celle qui avait le plus d'attraits pour Spallanzani ; j'aimais à voir dans son laboratoire les appareils de tubes de verre remplis de gaz de toute espèce exerçant leur action sur toute sorte de substances. J'ai été témoin de ses expériences sur les plantes renfermées dans des vases pleins d'air ou d'eau, et exposés à l'ombre ou à la lumière (1) ; elles ont jeté quelques doutes sur une théorie généralement reçue. On pensait que le règne végétal fournit à l'atmosphère une grande partie de l'air vital que les animaux consomment dans l'acte de la respiration. On se fondait principalement sur les belles recherches d'Ingen-Housz et de Sénebier, qui font voir que les plantes plongées dans l'eau et dardées par les rayons du soleil,

---

(1) *Lettera al sig. Giobert, &c.* Journal de Brera, tome III.

exhalent une grande quantité de gaz oxigène. Ces expériences exécutées de la même manière, ont en effet donné à Spallanzaui des résultats semblables; mais ils ont été bien différens lorsqu'il a laissé les plantes à l'ombre, et dans un vase rempli d'air atmosphérique; alors bien loin d'augmenter le gaz oxigène, elles l'ont considérablement diminué et transformé par le mélange du carbone qui s'échappe à travers leur tissu, en gaz acide carbonique. Mais les végétaux qui croissent à l'air libre ne sont-ils pas infiniment plus nombreux que ceux qui vivent sous l'eau? La plupart ne sont-ils pas condamnés à une ombre perpétuelle? Ne voit-on pas plusieurs de leurs organes, les feuilles, les tiges, les fleurs, &c. beaucoup plus souvent privés de la lumière qu'exposés à ses rayons? Les plantes doivent donc puiser dans l'atmosphère une plus grande quantité de gaz oxigène qu'elles ne lui en fournissent, et par leur propriété à changer ce gaz en gaz acide carbonique, contribuer plutôt à la corruption qu'à la pureté de l'air commun. Spallanzani n'indique point la cause qui peut maintenir l'équilibre entre la consommation et le renouvellement de l'air vital; il se demande si le gaz acide carbonique répandu continuellement dans l'atmosphère, ne serait pas rendu

à

à ses élémens primitifs par l'intermède des eaux qui recouvrent la surface du globe : nouveau sujet qu'il a traité le premier avec les plus grands détails, mais dont il n'a pas fait connaître les résultats (1).

§. X X.

SPALLANZANI avait fait une étude particulière de l'art d'expérimenter ; il avait lu les auteurs qui par l'exemple et le précepte pouvaient lui servir de guide le plus fidèle, Réaumur, Redi, Malpighi, Haller, Musschembroeck. Il puisa sur-tout dans le fameux discours de ce dernier (*de methodo instituendi experimenta physica*) des règles sûres, des principes sages, la nécessité de varier les procédés, de consulter la nature de toutes les manières, sous toutes les faces, avec toute sorte de moyens. Il s'était intimément pénétré de cette maxime du physiologiste de Berne, « *est in omnibus* » *experimentis lex* ».

Ce sont ces principes, cette méthode et cette marche qui l'ont conduit aux découvertes les plus brillantes et les plus nombreuses dans

____

(1) On les trouvera parmi ses Mémoires : ils sont pour l'affirmative.

toutes les parties de l'histoire naturelle, p
cipalement dans la classe des êtres orga
sés.

Quelle lumière en effet n'ont pas jetée
les réproductions organiques, ses recherch
étonnantes sur le ver de terre, le ver d'e
douce en bateau, la queue des têtards, la tê
des limaçons, les extrêmités et la mâcho
des salamandres aquatiques ?

Avec quels procédés à la fois simples et i
génieux, n'a-t-il pas en quelque sorte éta
l'animalité des vers infusoires, que les prestig
d'une brillante éloquence voulaient relégu
parmi les êtres inanimés !

Qui a mieux observé, après Harvey et H
ler, les nombreux et cachés phénomènes
la circulation du sang, calculé sa vîtesse, e
timé sa force, déterminé ses causes, appréc
les circonstances qui accélèrent, retardent
suspendent son cours, lui impriment un mo
vement rétrograde, d'oscillation, de bala
cement ?

Quel plus bel ouvrage, soit qu'on considè
les procédés, soit qu'on envisage le sujet, qu
celui qui traite de la digestion ? Qui croira d
sormais à la putréfaction, à la fermentatio
à la trituration des alimens ? Qui pourra se r
fuser d'admettre une véritable dissolution

leurs principes, par l'intermède des sucs gastriques ?

S'il n'a pas mis dans un jour aussi éclatant le mécanisme de la génération (1), c'est peut-être qu'il est moins susceptible d'éclaircissemens. On dirait que la nature a tout fait pour le couvrir d'un voile impénétrable. N'a-t-il pas néanmoins soulevé un coin de ce voile, par ces étranges créations artificielles qui l'ont rendu pour ainsi dire le rival de la nature ?

Spallanzani s'occupait depuis plusieurs années d'un ouvrage infiniment précieux sur la respiration ; il allait ordonner ses matériaux (2), lorsque la mort est venue l'enlever au milieu d'un travail qui eût mis le comble à sa gloire.

---

(1) J'ai dit, page 45, que l'intelligence des animaux (sans excepter l'espèce humaine) était proportionnée à la longueur du cou, ou plutôt à la distance du cœur au cerveau. Ne pourrait-on pas ajouter que les organes de la génération sont plus ou moins prolifiques suivant leur rapprochement, ou leur éloignement du cœur, en sorte que la puissance et l'activité du système génital seraient en raison inverse de l'étendue et de l'énergie des facultés intellectuelles ?....

(2) Le fruit de tant de veilles et de peines ne sera point perdu pour les sciences. Le célèbre Venturi est chargé de le recueillir et de l'offrir au public. Quelques personnes auraient desiré que la rédaction de cet ouvrage posthume eût été confié aux professeurs Scarpa,

§. XXI.

SPALLANZANI fait le 14 pluviôse de l'an 7, une visite à plusieurs de ses amis, au nombre desquels il voulait bien me compter..... Il se couche ce jour plutôt qu'à l'ordinaire, passe une nuit très-agitée, ne dort presque point ; il ressent dans le bas-ventre une vive douleur ; il ne peut uriner. Cependant il ne fait appeler aucun homme de l'art ; il était sujet à ces dou-

---

Volta et Presciani. Le premier voulait bien se charger de mettre en ordre les faits anatomiques, le second les détails physico-chimiques, et le troisième les phénomènes physiologiques ; car c'est ainsi que l'auteur se proposait de disposer ses matériaux ; mais la famille du défunt a préféré s'en rapporter à l'amitié du professeur de Modène : on ne peut concevoir de son zèle et de ses lumières que les plus flatteuses espérances.

La chimie moderne a répandu la plus grande clarté sur l'action et les usages du système de la respiration ; elle est remontée à la source de ce principe qui entretient, sous la dépendance des forces vitales, une égale chaleur dans toutes les parties du corps, sous toutes les températures ; elle a fait connaître les substances dont se charge ou s'épure le fluide artériel et veineux, &c. &c. Il restait néanmoins sur cette fonction des lacunes que Spallanzani a remplies en partie. Ainsi il a trouvé qu'un grand nombre d'animaux absorbent le gaz azote ; que

leurs qui se dissipaient d'elles-mêmes.... Vers les sept heures du matin, il perd tout-à-coup l'usage des sens.

Je ne tarde pas à apprendre cette nouvelle ; je vole à la maison du cher et illustre professeur : je le trouve dans son lit, frappé d'une attaque d'apoplexie.

On avait déjà pratiqué une saignée, administré des lavemens et autres remèdes analogues.

Scarpa entre suivi du docteur Brera ; nous examinons l'état du malade (1) ; nous tournons

---

ce gaz se décompose dans l'intérieur des organes, ou plutôt qu'il devient un des grands élémens de la force qui accroît leur masse et répare leurs pertes ; élément dont la machine se pénètre autant par les poumons et la peau, que par les lymphatiques chilifères.... Quoique Spallanzani ait étendu ses recherches à toutes les classes de la zoologie, il s'est néanmoins beaucoup plus occupé des animaux à sang froid. La léthargie à laquelle ils sont en général sujets, forme un article aussi nouveau qu'intéressant.... La respiration et la circulation ont entr'elles des rapports qui avaient échappé aux physiologistes, et la première exerce sur le système nerveux une influence qu'ils étaient bien loin de soupçonner.

(1) Je n'entends point faire l'histoire de cette maladie ; j'ai déjà dit (dans l'avertissement) que le docteur Brera s'était imposé cette tâche, qu'il remplira avec tout le talent qu'il a montré dans ses autres productions.

G 3

toute notre attention du côté de l'abdomen ,
qui nous paraît être le siége primitif de la maladie : il est tendu , douloureux au tact , extrêmement sensible au dessous de l'ombilic. Les
urines sont entièrement supprimées , &c. &c.
Nous nous décidons à sonder la vessie. L'instrument n'y pénètre qu'après avoir surmonté
beaucoup d'obstacles près du col de cet organe.
Il s'écoule une grande quantité d'urine , qui
offre tous les indices d'une inflammation du
viscère qui lui servait de réservoir; nous pres-
crivons les médicamens employés en pareille
circonstance.

A midi la situation du malade est presque la
même ; elle inspire vers le soir les alarmes les
plus fondées ; on craint que cette nuit ne soit
le commencement d'une nuit éternelle.

Ce jour (le 16) éclaire encore la vie de Spallanzani ; mais sa tête est toujours prise : ses
yeux sont fermés à la lumière ; ils ne peuvent
voir les larmes qui baignent les paupières des
personnes qui l'entourent ; ses oreilles sont
sourdes aux cris plaintifs de l'amitié ; elles n'en-
tendent ni ses soupirs ni ses gémissemens....
Cependant la respiration est assez libre ; les
poumons ne paroissent pas affectés : le pouls
est fréquent , concentré. L'abdomen a moins
de tension , les urines s'échappent d'elles-mê-

mes ; les remèdes semblent opérer avec plus d'énergie ; on pense que s'il survit à cette nuit, il est hors de danger ou du moins dans une situation non désespérée.....

Il a survécu à cette nuit ; mais on n'est pas à l'abri de toute crainte ; cependant son état est moins critique. Il remue fréquemment les extrémités inférieures ; il les change de place ; il porte la main à la tête et semble y accuser une forte douleur.

Les organes (le 18) éprouvent moins de stupeur. Il paraît entendre ; mais il ne répond que par signes aux questions qu'on lui fait : la langue n'a pas encore repris ses fonctions..... Il est fatigué, tout en sueur ; il sommeille à chaque instant ; on évite une impression trop vive des sons et de la lumière ; on insiste sur les toniques : la nuit est assez heureuse.

19 pluviôse..... il a entièrement recouvré l'usage des sens ; il reconnaît ses amis, leur parle. Ses idées sont très-confuses et sa mémoire extrêmement affaiblie.... Tout ce qui lui est arrivé, lui semble un songe : il n'a pas souffert ; il ne souffre pas actuellement ; il éprouve seulement une grande débilité.

Il remplit le lendemain ses devoirs de religion, et fait quelques arrangemens de famille.

On craint néanmoins une rechute : trois

jours s'écoulent sans accident : le calme paraît avoir succédé à l'orage... Trompeuse sécurité! les symptômes (le 23) viennent tout-à-coup de redoubler avec une violence extrême , sans laisser aucun espoir. La moitié du corps est déjà paralysée. L'artère ne bat que par intervalles.... Les chairs frémissent sous les doigts , c'est le dernier combat de la vie..... Elle a succombé. Spallanzani n'offre plus qu'une masse inanimée.

L'ouverture du cadavre n'a présenté aucune lésion remarquable dans la tête , la poitrine et les premières voies. La vessie seule avait souffert les plus grands ravages : la grangrène avait détruit toute la tunique interne ; et telle était la grosseur démésurée de la luette vésicale , qu'elle bouchait presque l'orifice interne de l'urèthre : de là sans doute l'obstacle qui s'était opposé aussi fortement à l'introduction de la sonde.

La veille de la maladie de Spallanzani, j'avais eu avec lui une assez longue conversation sur les rapports de l'apoplexie et de la léthargie périodique des animaux à sang-froid, dont il s'occupait à cette époque.

§. XXII.

Peu d'auteurs ont joui pendant leur vie d'une célébrité aussi éclatante et aussi étendue que le professeur Spallanzani... Il a vu son nom inscrit dans les ouvrages les plus estimés, mis en parallèle avec celui des savans les plus illustres, cité par-tout comme une des plus respectables autorités.

Quelle satisfaction pour l'écrivain qui reçoit de ses compatriotes les marques d'une considération aussi distinguée ! Elle efface de sa mémoire les dégoûts, les peines et les obstacles de toute espèce qu'il a eu à surmonter. L'opinion publique le venge des attaques de la satire et des traits envieux de la critique. Il s'endort dans le sein de l'immortalité, laissant après lui le souvenir ineffaçable d'une vie sans tache, d'une conduite sans reproches et d'une réputation acquise par les importans services qu'il a rendus aux sciences, aux arts et à l'humanité.

Spallanzani recevait directement de ses contemporains les complimens les mieux mérités, et les éloges les plus flatteurs. Aucun homme de lettres, aucun amateur des arts ne parcourait l'Italie sans présenter ses hommages au naturaliste de Scandiano. Tous recevaient de lui l'accueil le plus gracieux. Tous partaient pénétrés d'admiration pour ses connaissances, de respect pour ses vertus privées, d'attachement pour sa personne. Spallanzani réunissait en effet les qualités les plus propres à lui concilier l'estime et l'amitié de ceux qui avaient le bonheur de le connaître. Honnête, prévenant et affable, il était sur-tout ennemi de la gêne et de la contrainte, et mettait dans le commerce de la vie autant de franchise que de liberté. Sa conversation était toujours intéressante et instructive : rarement parlait-il de ses ouvrages ; il fallait lui en fournir l'occasion, et alors même savait-il avec art changer l'entretien pour épargner à sa modestie des complimens qui flattent l'amour-propre de tant d'écrivains.

Les Italiens ont été sans doute les premiers à rendre justice à leur compatriote ; ils avaient la plus haute idée de son mérite, et les écrivains de cette nation partageaient l'admiration générale pour cet illustre professeur : la plupart d'entr'eux pouvaient-ils méconnaître leur infériorité ? Quelle espèce de gloire avaient à lui envier les Volta, les Scarpa, les Moscati, les Fontana, les Mascagni et beaucoup d'autres ?

Les savans étrangers lui ont payé le tribut de louanges le plus honorable..... Haller lui a dédié un des volumes de son immortel ouvrage. Le fondateur du plus bel édifice qu'on ait élevé à la science de l'homme, devait sans doute quelque reconnaissance à celui qui avait fourni un si grand nombre de matériaux..... « Vous nous avez découvert, lui écrivait Bon- » net, plus de vérités en cinq ans que des » académies entières en un demi-siècle ». Et Spallanzani n'avait encore publié ni ses ouvrages minéralogiques, ni ses essais de chimie, ni divers mémoires d'histoire naturelle.

Spallanzani était intimément lié avec Trembley, Saussure, Tissot, &c. On connaît l'estime et l'attachement qu'avait pour lui l'illustre bibliothécaire de Génève, Senebier. Ami intime de Spallanzani et appréciateur éclairé de son mérite, il n'a cessé de célébrer ses découvertes, de vanter son talent dans l'art d'expérimenter et a orné des notes les plus savantes la traduction qu'il a faite de presque tous ses ouvrages.

Les Allemands et les Anglais n'ont pas été moins justes envers le professeur de Pavie. Les premiers ont confirmé par l'expérience presque toutes ses découvertes. C'est le plus bel éloge qu'ils pouvaient faire de leur auteur. Les seconds, malgré leur prévention contre les recherches des personnes étrangères à leur patrie, ont été forcés de reconnaître l'importance

de ses observations sur les réproductions organiques, sur la digestion, la génération, &c. dont
ils ont enrichi leur langue....

Mais c'est sur-tout à la France qu'était ré-
servée la gloire d'assigner à cet homme célèbre la place honorable qu'il occupera dans
les fastes de l'histoire. A peine ses ouvrages
sont-ils connus de cette nation, qu'elle se les
approprie par des traductions aussi élégantes
que fidèles. On ne parle qu'avec admiration
de ses découvertes ; on les adopte presque de
confiance. Son nom retentit dans toutes les
écoles , il excite un enthousiasme universel. Spallanzani ne fut , à son tour , ni injuste
ni ingrat envers les Français ; pénétré pour
eux de la plus vive reconnaissance , il aimait
à rappeler dans ses écrits , comme dans sa
conversation , toutes les obligations qu'il leur
avait. On a vu ce qu'il pensait de Réaumur
et de Buffon. Le sort de Bailly , Lavoisier ,
Condorcet, &c. lui arracha des larmes amères.
Vicq-d'Azir lui paraissait le seul homme capable de remplacer le physiologiste dont il a si
bien peint la vie et les écrits... Combien de fois
l'ai-je entendu citer avec les plus grands éloges
Daubenton , Lacépède , Jussieu , Bertholet ,
Fourcroy, Chaptal, Faujas, Guiton-Morveau
Lametherie, Dolomieu, Cuvier, Haüy, Par-

mentier, Vauquelin, &c. &c. ! Je ne parle que des savans qui cultivent les sciences dont il faisait plus particulièrement l'objet de ses méditations ; car les noms et les ouvrages de nos premiers géomètres, Lagrange, Laplace, Lalande, Cousin, &c. et de nos médecins les plus distingués, Barthès, Fouquet, Gouan, Portal, Bosquillon, Hallé, Pinel, Dumas, Baumes, Villars, Roussel, &c. ne lui étaient ni inconnus, ni étrangers.

Spallanzani sourit du fond de sa retraite à nos premiers efforts pour rétablir sur des bases méconnues les droits imprescriptibles de la nature ; mais lorsqu'il vit notre enthousiasme dégénérer en fureur, l'arbitraire se mettre à la place de la justice, la France entière gémir sous la plus affreuse tyrannie, il cessa de prendre part à notre révolution, et se borna à des vœux aussi sincères qu'ardens.

Cependant le calme semble renaître ; Spallanzani, trop éloigné pour être instruit de nos divisions intestines, nous croit arrivés au port. L'Institut s'organise, et il témoigne à ses amis le desir d'y être associé. Quel plus digne choix eût pu faire cette illustre compagnie (1)?

____

(1) Si l'organisation de l'institut comporte quelques associations étrangères, il ne pourra faire que de très-

Spallanzani n'a écrit que deux ouvrages en latin ; le fragment du discours que j'ai cité , donne une idée suffisante de la perfection avec laquelle il possédait cette langue. Les littérateurs italiens mettent les écrits, qu'il a publiés dans leur idiome, jusque vers le milieu de sa carrière, au nombre de ceux dont le

bons choix parmi les savans dont s'honore actuellement l'Italie ; tels que Allioni , Vassalli , Giobert , Zulio , Bonvoisin , Morozzo , Saluce , Caluso , Buniva , Brugnoni , &c. (à Turin) ; Pini , Giœni , Cesaris , Amoretti (à Milan) ; Grégoire Fontana , Alexandre Volta , Scarpa , Moscati , Mascheroni , Carminati , Brugnatelli , Presciani , Brera , Tamburini , Barletti , Malaspina (à Pavie) ; Andrews , Borsa , Bettinelli (à Mantoue) ; Pasta (à Bergame) ; Cagnoli , Vivorio (à Vérone) ; Cesarotti , Fortis , Caldani , Malacarne , Comparetti , Chiminello (le successeur du célèbre Toaldo) , Gallini , Ardouin , Mandruzzatti (à Padoue) ; Dandolo , Canova (à Venise) ; Testa , Monti (à Ferrare) ; Canterzani , Aldini (neveu de l'immortel Galvani) (à Bologne) ; Rosa , Venturi , Paradisi (à Modène) ; Félix Fontana , Fabbroni , Fantoni , Casti , Fossombroni , Chiarenti (à Florence) ; Vacca Berlinghieri , Pignotti , Rossi (à Pise) ; Mascagni (à Sienne) ; Visconti , Pessutti , Solenghi , Bonelli , Gerdill , Flajani , Cantarelli , &c. &c. (à Rome) ; Cotugno , Cirillo (le fameux Sarcone est mort depuis deux ans) , Poli , Cavolini , Sementini , Andria , Troja , Petagna , Paësiello , Cimarosa , Breslack (à Naples) ; et plusieurs autres Italiens célèbres dont les noms ne sont pas présens à ma mémoire.

style mérite le plus de servir de modèle. Simplicité, élégance, clarté, méthode, tout y recèle en effet l'écrivain le plus correct et le plus poli. Ils ne jugent pas aussi favorablement ceux qui sont sortis de sa plume dans les dernières années de sa vie. Ces productions offrent, suivant eux, des longueurs, des superfluités, une manière trop recherchée, et sur-tout une affectation marquée à donner à ses phrases la tournure d'une langue dont le mécanisme et le goût n'ont rien de commun avec celle dans laquelle il écrivait.

Son cours embrassait les trois règnes de la nature et l'occupait deux années entières : la première était consacrée à l'histoire des animaux ; il traitait pendant la seconde des végétaux et des minéraux. Son auditoire (1) était très-nombreux ; l'éloquence et la célébrité du professeur y attiraient des élèves de toutes les nations de l'Europe. Ne suivant servilement aucun plan, il s'était frayé par un heureux

---

(1) Il avait fait pour son usage un cours d'histoire naturelle en deux gros volumes, qui ne sera point imprimé.

On distingue parmi les élèves qu'il a eus, soit à Modène, soit à Pavie, le marquis Lucchesini, ex-ministre du roi de Prusse ; Belloni, évêque de Carpi ; le professeur Venturi, Angelo Mozzo de Parme, littérateur célèbre ; Mangilli, qui lui a succédé dans la place de pro-

accord de la méthode systématique et philosophique une route particulière, qui ouvrait le champ le plus vaste à sa vive et féconde imagination..... Il conseillait néanmoins à ses élèves les élémens de Lescke pour la zoologie et les ouvrages de Duhamel pour la physiologie des plantes ; car il ne s'occupait que des phénomènes relatifs à leur économie intérieure. En dernier lieu, il avait adopté dans ses leçons de minéralogie la division établie par le célèbre auteur de la nouvelle Théorie de la terre.

Spallanzani était membre, correspondant ou associé des académies de Turin, Milan, Vérone, Mantoue, Bologne, Padoue, Florence, Sienne, Rome, Naples, Vienne, Pétersbourg, Gottingue, Berlin, Stockholm, Génève, Montpellier, Lyon, Paris, Londres, Madrid, &c. &c.

---

fesseur d'histoire naturelle ; J. B. Spallanzani, son neveu, professeur honoraire de l'université de Bologne ; Salmon, Botta et Roussel, médecins distingués de l'armée française ; Lagaudré, Beaufils et Revel du Cantal.... J'ai eu l'avantage de suivre pendant environ dix-huit mois, les cours de Spallanzani, Scarpa, Volta et Moscati.

FIN DES NOTICES.

AVANT-PROPOS.

AVANT-PROPOS.

J'OFFRE à mes compatriotes la traduction d'un ouvrage de Spallanzani.

Tout ce qui sort de la plume d'un écrivain aussi célèbre n'a besoin ni d'éloge , ni de recommandation.

Cet écrit est consacré à la recherche des phénomènes du systême vasculaire.

Il manquait à l'histoire de la circulation du sang.

C'est la suite des expériences d'Harvey, Hales et Haller sur cette importante fonction.

Spallanzani a jugé inutile d'orner son livre d'un vain étalage de citations et de remarques.

J'ai suivi son exemple dans ma version : il m'a paru néanmoins nécessaire de rec-

H

tifier, dans un petit nombre de notes, quelques erreurs échappées à l'auteur.

Il faudrait des volumes pour exposer l'état actuel des connaissances sur le mécanisme des vaisseaux, la nature du sang, sa composition, son impulsion, sa vîtesse, sa direction.

INTRODUCTION.

LES deux premières dissertations de cet ouvrage ne sont en partie qu'un développement de celui que j'ai publié il y a quatre ans sous le titre de l'*Action du cœur sur les vaisseaux sanguins*. M'étant dès-lors proposé de faire des expériences sur la circulation du sang, je choisis de préférence la salamandre aquatique. La transparence de ses vaisseaux, leur facile préparation, et la couleur pourprée des globules, mirent dans un jour si éclatant les phénomènes de cette importante fonction, que je recueillis sur ce petit quadrupède la plus riche moisson de données physiologiques; il est même douteux que quelqu'autre en ait fourni un aussi grand nombre depuis la découverte d'Harvey. Cependant des recherches ultérieures m'ont fait voir que cet animal était bien loin d'avoir satisfait aux vues que je m'étais proposées. Il semble que le naturaliste, ainsi que le philosophe, ne puisse se livrer à la contemplation d'un être vivant, sans étendre ses vues sur d'autres individus dont il étudie et compare l'action et les usages, pour déduire de l'ensemble de quelques faits particuliers des conséquences générales, établir les théories sur des bases solides, et reculer les limites de l'entendement humain. J'ai donc soumis à mon examen plusieurs autres animaux, tels que les grenouilles, les raines vertes, les lézards gris et verts, &c. &c. Il en est résulté une telle augmentation dans mes matériaux, que j'ai été obligé non seulement de refondre mon premier essai, mais encore d'en esquisser un nouveau, que j'ai intitulé : *Expériences sur la circulation observée dans l'universalité du systéme vasculaire.* L'ordre et la nature des faits m'ont ensuite déterminé à diviser ce travail en deux parties, dont l'une renferme l'exposé synthétique des expériences, l'autre l'analyse de leur résultat. J'ai suivi la même marche à l'égard des dissertations qui ont rapport à la circulation languissante, aux mouvemens du sang indépendans de l'action du cœur, et à la pulsation des artères.

Je me suis servi dans toutes mes expériences de la machine anatomique de Lyonet (1) ; ce

---

(1) Cette machine n'est, à proprement parler, qu'un microscope de Lewenhoeck, c'est-à-dire, formé d'une seule lentille ; mais il est beaucoup plus commode, et d'un usage infiniment plus étendu. Il se compose de plu-

Fin. I. Cnall

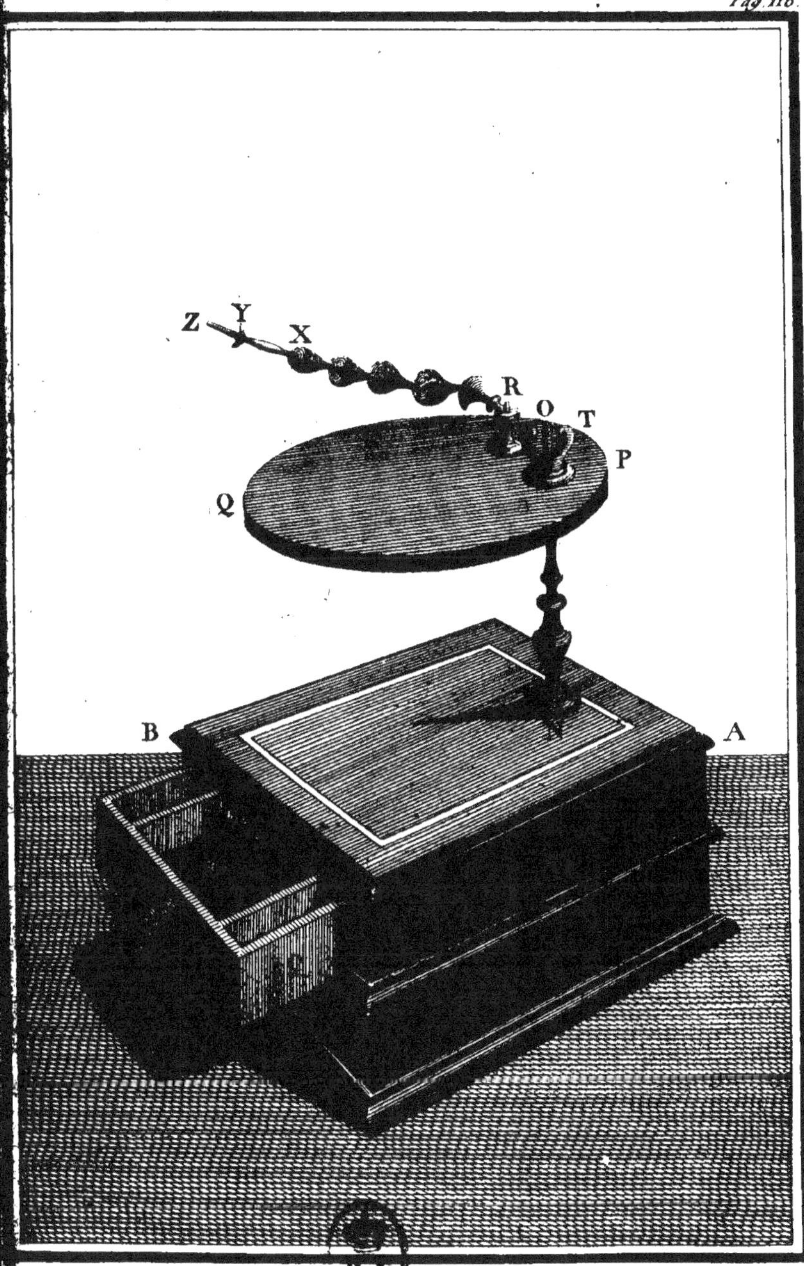
Z
Y
X
R
O
T
P
Q
B
A

microscope offre sur les autres l'avantage de pouvoir, 1°. suivre le cours du sang (lorsque la transparence des vaisseaux le permet) depuis le cœur jusqu'aux extrémités, et depuis les extrémités jusqu'au cœur ; 2°. se livrer à

---

sieurs pièces ; la plus grosse est une boîte destinée à renfermer les lentilles et les instrumens anatomiques nécessaires. Au-dessus s'élève perpendiculairement une colonne de cuivre ou de laiton , d'environ neuf à dix pouces de hauteur, à la pointe de laquelle est attachée par une vis femelle , une table horizontale de forme ovale. Les deux côtés de cette table ont un trou circulaire qui reçoit l'extrémité d'un petit levier à plusieurs tours , au moyen desquels on l'alonge ou raccourcit, et on le hausse ou on l'abaisse à volonté. L'autre bout sert à porter la lentille , que l'observateur peut diriger à son gré (sans être obligé de la tenir avec la main) sur la partie qu'il se propose d'examiner. Les animaux doivent être déjà préparés et attachés à la potence, qu'on place sur la table horizontale. Il faut avoir quatre lentilles , deux fortes et deux faibles : les premières serviront à observer les vaisseaux capillaires , les globules , &c. les secondes représenteront d'un seul coup l'ensemble de l'objet.

Quoique ce microscope soit d'un mécanisme très-simple, j'ai cru devoir en donner ici la figure. A B représente la boîte moitié ouverte en C B ; N O la colonne surmontée de la table horizontale P Q ; R l'orifice du trou circulaire, qui reçoit l'extrémité du levier R X Y Z , enfin Z Y la lentille placée à l'autre bout du levier.

H 3

cet examen sans déranger les vaisseaux de leur situation naturelle ; 3°. faire ces observations à la lumière réfléchie. Il serait inutile de prouver combien cette lumière est préférable à la réfractée (1) : la première, renvoyée par la superficie des objets, nous les représente avec leurs apparences véritables; la seconde, obligée de traverser la substance des corps avant de frapper nos regards, en altère la couleur, la change même quelquefois entièrement. (*Résult.* XXII *de la* 11e *dissert.*)

Ces avantages sont encore bien plus frappans, si l'on considère les procédés suivis jusqu'à nos jours. A l'exception de quelques expériences sur la queue des petits poissons et

---

(1) Il serait hors de propos d'observer qu'en employant même la machine de Lyonet, la lumière à laquelle on voit les vaisseaux est réfractée, et non réfléchie ; car j'entends ici par lumière réfractée celle qui est renvoyée à l'organe de la vue par un miroir situé au-dessous des vaisseaux, après avoir éprouvé une réfraction à travers les globules rouges; lumière dont on se sert dans les microscopes ordinaires, et qui change plus ou moins l'apparence du sang. Mais ces inconvéniens n'ont point lieu avec l'instrument de Lyonet : quoique la lumière réfléchie par les globules se réfracte à travers les membranes des vaisseaux, il n'en résulte, comme je m'en suis bien assuré, aucune altération dans les phénomènes de la circulation.

sur d'autres parties aussi ténues, on était dans l'usage, après avoir arraché (suivant l'exemple de Lieberkuhn) le mésentère d'une grenouille, qu'on tendait avec des pinces, de pointer le microscope sur les vaisseaux, et d'examiner à la lumière réfractée le mouvement du sang.

Quelque précieuse que soit cette méthode, elle est bien loin de nous donner une idée complète et générale des attributions du systême sanguin. Les artères et les veines du mésentère appartenant à la classe des vaisseaux moyens, nous ignorons dès-lors ce qui se passe dans les petits et dans les gros (1). De combien de faits cependant cette ignorance ne nous prive-t-elle point ? quelle est la forme des artères dans leur anastomose avec les veines ? comment et où s'opère cette anastomose ? La force du cœur s'étend - elle jusqu'à ces points de communication ? Avec quelle vîtesse s'y fait la circulation ? Quel est le rapport de cette vîtesse

---

(1) Le diamètre des vaisseaux diminuant à mesure qu'ils s'éloignent du cœur, je les ai divisés, pour mettre plus d'ordre et de précision dans mes recherches, en *gros*, *moyens* et *petits* ; le tronc de l'aorte et de la veine cave appartient au premier ordre ; les pulmonaires, les axillaires, les mésentériques, &c. au second ; les capillaires au troisième.

H 4

avec le cours du sang dans les gros rameaux ?
Voilà autant de problêmes dont la solution est
féconde en conséquences lumineuses, mais à
laquelle il ne faut pas espérer de parvenir avec
les moyens dont on se servait.

Sommes-nous en outre assurés que le mésentère armé de crochets, exerce les mêmes
actes que dans sa position naturelle ? Sa séparation du corps de l'animal, le tiraillement qui
accompagne son déploiement, les convulsions
dont les intestins sont frappés, la rupture des
vaisseaux produite par les pinces ; tous ces
accidens ne permettent-ils pas de soupçonner
quelques désordres dans la circulation ? Ces
doutes s'étaient plusieurs fois offerts à mon
esprit, et l'expérience m'a depuis confirmé
que le même mésentère examiné d'abord avec
la machine de Lyonet, ensuite avec l'appareil
des crochets, présentait deux points de vue
absolument différens. Dans le premier, le sang
artériel parcourait avec une égale rapidité le
tronc et les rameaux (si ce n'est qu'il coulait
moins lentement pendant la diastole que pendant la systole, lorsque les forces de l'animal
commençaient à s'affaiblir), et le veineux redoublait de vîtesse à proportion qu'il passait
des petits vaisseaux aux moyens, et des moyens
aux gros ; mais dans le second point de vue, les

irrégularités se succédaient avec fréquence ;
tantôt le cours du sang était plus lent et inégal ,
tantôt il stagnait dans plusieurs artères et dans
plusieurs veines ; quelquefois enfin il avait un
mouvement rétrograde , de balancement , d'oscillation. (1re *dissert. sect.* 1re.)

Une différence aussi remarquable entre les
résultats de l'un et l'autre procédé , me laissait quelques soupçons sur les observations que
les physiologistes avaient recueillies dans le
vaste océan de la circulation ; observations établies , pour la plupart , d'après l'inspection du
mésentère déplacé. S'il m'est permis de m'ex-
primer avec franchise , je dirai qu'elles m'ont
paru généralement s'éloigner de la marche
établie par la nature : j'en excepte cependant
les expériences qui regardent le mouvement
intestin du sang, le tournoiement des globules,
leur quantité , leur forme , &c. car on peut résoudre ces questions , quelle que soit la position des vaisseaux. Il importe en outre dans
quelques circonstances , à la vérité très-rares,
de préférer la lumière réfractée à la réfléchie.
(*Expér.* LVIII, XCIX *de la* 1re *dissert.*) Mais
lorsqu'on veut déterminer les loix de la circulation dans le systême entier des vaisseaux ,
comparer la vîtesse du sang dans les artères
et les veines , dans les troncs et les rameaux ;

apprécier les vicissitudes de son mouvement à mesure que l'animal épuise ses forces, et faire d'autres semblables recherches, je me suis convaincu, comme le sera, j'espère, le lecteur, que le mésentère préparé à la manière de Lieberkuhn ne peut remplir qu'imparfaitement le but qu'on se propose.

Il faut encore pour bien voir le cours du sang, soit dans le mésentère, soit dans tout autre organe, que l'animal reste immobile. On le fixe en attachant ses jambes à une petite potence. Si leur tiraillement n'est point considérable, le sang continue son mouvement ordinaire ; mais lorsqu'on écarte trop les extrémités, et sur-tout les antérieures (le cœur éprouvant alors une pression trop forte), le systême vasculaire souffre les plus grands désordres. Cette précaution qui n'a pas été observée, du moins indiquée par mes prédécesseurs, me paraît avoir ajouté au nombre des phénomènes étranges qu'ils ont apperçus dans la circulation. Ce nombre a dû s'accroître encore par l'omission d'une autre circonstance non moins importante. Aucun physiologiste, Haller excepté, n'a pris en considération la gravité du sang. Telle est cependant la puissance de cette force sur la circulation, qu'elle peut seule déranger son harmonie (*Dissert.* III*, sect.* II*.*);

et l'on n'a de données précises, si le sang ne coule de manière à n'éprouver l'action favorable ni contraire de son poids ; c'est-à-dire, qu'en laissant les vaisseaux dans une position horizontale, à moins qu'on ne veuille, comme je l'ai pratiqué, examiner les effets mêmes de la pesanteur de ce fluide.

Quoique tous ces motifs me donnassent quelques droits à publier mes recherches, soit pour les avoir étendues à l'universalité du système vasculaire et à différentes espèces d'animaux (1), soit pour avoir évité les inconvéniens qu'entraîne l'ancienne méthode, et employé des procédés inconnus ou oubliés, il me semblait que je n'avais pas entièrement atteint mon but. J'aurais desiré que mes travaux eussent non-seulement cette utilité secondaire et éloignée d'un fait même isolé, mais encore un rapport direct et immédiat avec les fonctions du corps humain. L'analogie paraissait, il est vrai, établir la solidité de ce rapport. Le systême sanguin des animaux que j'avais expérimenté, a

---

(1) Outre les salamandres, les grenouilles aquatiques, les raines vertes, les lézards gris et verts, &c. j'ai encore soumis à mes recherches plusieurs autres animaux, tels que la salamandre terrestre, la vipère et une espèce de serpent d'eau : les résultats ont été les mêmes.

la même conformation que celui de l'homme : dans l'un et l'autre genre, le sang se compose de globules ; il a une couleur également roùge ; la même force le pousse du centre à la péri-phérie et le ramène de la périphérie au centre. J'étais d'ailleurs encouragé par · l'autorité d'Haller, qui avait fait au corps humain l'application la plus étendue des faits observés sur une seule espèce d'animaux. Malgré cette conformité et l'exemple d'un écrivain aussi res-pectable, je ne pouvais vaincre l'incertitude qui naissait de la comparaison même que je faisais entre les animaux à sang chaud et à sang froid (1) : le cœur des premiers continue

____

(1) On donne aux grenouilles, aux crapauds, aux salamandres, aux lézards gris et verts, aux anguilles, aux serpens, aux vipères, aux poissons écailleux, &c. le nom d'*animaux à sang froid*, parce que ce fluide a chez eux une chaleur presque analogue à celle de l'élément dans lequel ils vivent. On appelle au contraire *animaux à sang chaud*, ceux dont la température est constante et ré-gulière, d'environ trente à trente-deux degrés ; de ce nombre sont l'homme, les quadrupèdes, les volatils, &c. On s'est assuré de ces vérités en plongeant un thermo-mètre dans la bouche ou dans le sang de ces deux classes d'animaux. Dans le premier cas, il reste à-peu-près au même degré ; dans le second, il s'élève considérable-ment.

à battre pendant quelques heures, après avoir été arraché de la poitrine ; plusieurs d'entre eux survivent quelque jours à la rescision de ce viscère (*Dissert. IIIe, sect. V^e.*) : ils ont la faculté de vivre tout l'hiver et une grande partie de l'été, sans prendre aucune nourriture : le mouvement du sang se maintient quelque temps, malgré la privation du cerveau et même de la tête entière (*Dissert. IIIe, sect. IVe.*) ; la circulation se rétablit enfin, après avoir été suspendue pendant un jour (*Dissert. I^e, sect. IIe.*).

Ces particularités étrangères sans doute aux animaux à sang chaud, affaiblissaient à mes yeux l'argument tiré de l'analogie : le spectacle de la circulation chez un seul d'entre eux eût levé toute espèce de doute ; mais il fallait en trouver qui permissent d'observer le mouvement du sang avec la même facilité et la même latitude que les lézards, les grenouilles, les salamandres, &c. Haller qui a sacrifié tant d'animaux à l'avancement des sciences, n'a pu distinguer un seul globule rouge dans aucun être à sang chaud (1) ; et le mouvement ob-

------

(1) Mémoire sur le mouvement du sang... &c. pag. 29, édit. de Lausanne, 1756.

servé par Cowper (1) dans les vaisseaux mésentériques d'un chien, d'une souris et d'un chat qui venaient de naître, ne pouvait établir une règle générale au système vasculaire. Ayant voulu néanmoins partager la curiosité de cet anatomiste, j'ai apperçu en effet le cours du sang dans les artères et les veines du mésentère de quelques petits chats; mais il n'a été sensible que pendant un court espace de temps et dans les rameaux les plus subtils; l'épaisseur même des membranes ne permettait de le voir que d'une manière très-confuse. Je serais peut-être encore dans la même incertitude et dans la même ignorance, si un de mes amis (le docteur Rezia) n'eût secondé par un heureux accident l'objet de mes desirs. Répétant pour son instruction les belles observations d'Haller sur la formation du poussin, et voulant bien me montrer l'accroissement progressif de ses organes, il me présenta un jour un œuf couvé, dans lequel on remarquait plus facilement les premiers linéamens de l'embrion, le cœur dont les battemens étaient très-fréquens, et le cordon ombilical parsemé d'un réseau magnifique de vaisseaux.

____

(1) *Philosophical Transactions*, vol. XXIII, n°. 280, an. 1702, pag. 1181.

Ce spectacle aussi étonnant que nouveau frappa mon imagination. Je mis l'œuf sur le porte-objet du microscope de Lyonet ; et malgré l'éclat de la lumiere qui m'environnait, je vis d'une manière si distincte la circulation du sang dans les artères et les veines, que transporté d'une joie inattendue, je crus cette fois pouvoir m'écrier, et moi aussi : ἔυρηκα, ἔυρηκα ! *j'ai trouvé, j'ai trouvé !*

Je fis cette découverte en mai 1771, et m'occupai pendant les vacances à lui donner tout le développement dont elle était susceptible. Je me servis de la même lumière que dans mes expériences sur les animaux à sang froid. Un trou rond pratiqué dans la fenêtre d'une chambre parfaitement obscure donnait passage à un rayon solaire, auquel j'exposais la partie du poussin que je voulais examiner ; et l'œil n'étant ébloui par aucune lumière étrangère, pouvait sans peine distinguer les ressorts les plus cachés de l'organisation vasculaire. Ce procédé me donnait encore l'avantage d'examiner le poussin à volonté, parce que la chaleur du rayon solaire suppléant en partie celle dont cet animal a besoin pour vivre et croître, il conservait pendant long-temps l'exercice de ses fonctions. Je fis ainsi un grand nombre de recherches sur plusieurs œufs de poules d'Europe et des Indes ; et telle était l'évidence de la circulation là où les vaisseaux paraissaient, c'est-à-dire, sur le cordon ombilical, sur les enveloppes et le corps même du poussin, que je parvins à répéter les principales expériences que j'avais faites sur les salamandres, les grenouilles, les lézards, &c. L'identité des phénomènes fut en outre si parfaite, que je n'hésitai plus à appliquer à tous les animaux à sang chaud, et par conséquent à l'espèce humaine, le résultat des faits que j'avais observés dans les animaux à sang froid.

Ces expériences m'ouvrirent la route à d'autres vérités. Plusieurs physiologistes ont décrit avec exactitude la formation successive des organes, depuis le moment où ils tombent sous nos sens, jusqu'à leur entier acccroissement ; mais aucun, que je sache, n'a noté le commencement, et en quelque sorte, les progrès de la circulation du sang à mesure que l'animal augmente de volume, que les vaisseaux s'agrandissent, que le cœur acquiert plus de force et d'énergie. Ce dernier travail, que j'ai entrepris et suivi avec quelques détails sur le poussin et le têtard, m'a fourni des vérités qui me paraissent dignes de toute l'attention du lecteur.

Je me suis peut-être arrêté trop long-temps

sur

sur la méthode que j'ai suivie dans mes expériences : je ne dirai qu'un mot touchant
leurs résultats. Quelques-uns s'accordent avec
ceux du célèbre physiologiste de Berne ; mais
la plupart présentent des différences assez remarquables, qui me semblent provenir du
plus grand nombre d'animaux que j'ai examinés, et des procédés particuliers que j'ai
mis en usage. Les grenouilles ont été en effet
l'unique et principal objet de ses recherches ;
et nous verrons que cette seule espèce ne
suffit pas à l'histoire complète de la circulation, particulièrement si l'on se borne, comme
il l'a fait, aux vaisseaux du mésentère. Il a
suivi, de plus, la méthode de Lieberkuhn,
et j'ai employé celle de Lyonet, qui mérite
à tant d'égards la préférence. A Dieu ne plaise
que je veuille ternir la gloire de cet immortel
écrivain. En indiquant la cause de la diversité
de nos résultats, j'ai plutôt en vue ma propre
justification, que le nom d'Haller rend si nécessaire.

Je finis par une seule remarque. Ayant traité
divers points de physiologie qui ont été chez
les anciens et les modernes le sujet des plus
longues disputes, il m'était facile d'embellir
mon ouvrage d'une riche et pompeuse érudition. Je m'en suis dispensé, 1°. afin de ne pas

augmenter par des additions inutiles l'ennui de mes lecteurs ; 2°. parce qu'autant cette érudition peut convenir à ceux qui écrivent des traités ou d'autres livres de ce genre, autant elle semble peu intéresser le philosophe observateur.

EXPÉRIENCES

SUR

LA CIRCULATION DU SANG.

PREMIÈRE DISSERTATION.

Des phénomènes de la circulation observée dans
l'universalité du systême vasculaire.

EXPOSÉ SYNTHÉTIQUE DES EXPÉRIENCES.

SECTION PREMIÈRE.

*Des phénomènes de la circulation observée dans
les grosses et moyennes artères.*

EXPÉRIENCE PREMIÈRE.

J'AI soumis à mes expériences les salamandres
les plus grosses qu'on trouve dans nos fossés : elles
ont environ quatre pouces de longueur ; la poitrine et le ventre sont colorés d'un jaune brillant,
parsemé de taches noirâtres qui s'étendent jus-

qu'à la région dorsale, où elles prennent une teinte moins rembrunie et plus grisâtre.

Pour maintenir les salamandres dans un état d'immobilité nécessaire, j'attache les quatre jambes à une petite potence ; j'ouvre ensuite les tégumens depuis la queue jusqu'à la tête, je les renverse à droite et à gauche, et les tiens ainsi déployés avec quelques épingles. Je prépare de la même manière les autres animaux à sang froid. Il est alors facile d'examiner avec une lentille les ovaires, les trompes, les vaisseaux déférens, la vésicule du fiel, les intestins, le mésentère, les poumons, le foie, &c. Il faut néanmoins enlever auparavant (dans la salamandre) une membrane ténue, qui, à l'instar du péritoine, enveloppe et recouvre ces différentes parties. Le ventricule, l'oreillette (car le cœur des salamandres et de tous les animaux à sang froid a un seul ventricule et une seule oreillette) et l'aorte sont en outre revêtus d'une seconde pellicule, si toutefois celle-ci n'est pas un simple repli de l'enveloppe générale,

Le cœur de la salamandre a été le premier viscère qui, par son mouvement alternatif, a fixé mon attention. Renfermé dans ses tuniques, dont l'interne peut être appelée *péricarde*, il s'abaissait dans la systole, et s'élevait dans la diastole. Le premier mouvement l'éloignait un peu du péricarde; le second soulevait cette membrane, dont la résistance le forçait à se tordre vers l'oreillette, qui se dilatait et se contractait alternativement. Mais telle était l'action rapide du ventricule et de l'oreillette, que je n'ai pu déterminer leurs battemens réciproques, quoique la transparence des tuniques me permît de voir ces deux organes.

En détachant le péricarde, j'ai involontairement déchiré l'oreillette; le sang en a jailli au point de m'empêcher de continuer mes recherches.

EXPÉRIENCE II.

Sur une salamandre, deux lézards gris, deux lézards verts et deux raines-vertes.

J'AI été plus heureux dans cette expérience : j'ai réussi à enlever la tunique du cœur et de l'aorte sans les offenser. Je me suis assuré, et ce cas s'est présenté plusieurs fois dans la suite, qu'en mettant le cœur à découvert, on donne issue à l'eau du péricarde ; cette eau qu'on trouve en plus ou moins grande quantité dans toutes les salamandres, est très-limpide et transparente. Le cœur, débarrassé de ses enveloppes, s'élève dans la diastole beaucoup plus qu'il ne s'abaisse dans la systole. Pour connaître le degré précis de cette différence, j'ai pris un fil de fer, que j'ai suspendu perpendiculairement à l'horizon sur la pointe du cœur, de manière que ce muscle pouvait à peine le toucher dans sa plus grande élévation. Ayant alors mesuré la distance du fil de fer à la pointe du cœur, j'ai trouvé qu'elle égalait environ une ligne.

Le cœur des raines-vertes, des lézards gris et verts, montrait un jeu semblable à celui des salamandres. Il se raccourcissait dans la systole, et s'alongeait dans la diastole. L'ouverture du péricarde laissait également échapper l'eau qui y était contenue.

EXPÉRIENCE III.

Sur plusieurs salamandres, lézards gris et verts.

J'AI cherché à voir le cours du sang, de la veine cave dans l'oreillette, de l'oreillette dans le ventricule, du ventricule dans l'aorte. Mais les battemens étaient d'abord si fréquens et si rapides, que je n'ai pu rien distinguer. Ayant attendu quelques momens, j'ai observé les phénomènes suivans. Lorsque le sang coule de la veine cave dans l'oreillette, celle-ci se dilate, et se couvre d'un rouge foncé, par l'abondance des globules qui y pénètrent sous la forme d'un petit nuage pourpré, beaucoup plus visible dans l'oreillette de la salamandre que dans celle des lézards gris et verts. Le sang passe ensuite dans le ventricule, qui s'élargit et s'alonge, tandis que l'oreillette se vide. Il est enfin chassé par la contraction du cœur dans le grand tronc de l'aorte. Pour noter avec précision ses différens passages, il faut que l'animal ait perdu de ses forces. On voit alors, même sans microscope, que l'oreillette des salamandres continue à se gonfler pendant tout le tems que la veine cave se contracte, et que sa systole est plus prompte que sa diastole.

L'occasion semblait favorable pour examiner si le cœur se désemplit entièrement dans la systole. Ce n'est pas qu'on puisse s'en assurer par la seule inspection de ce viscère, tant ses parois sont épaisses; mais il est permis de soupçonner qu'il se vide, toutes les fois qu'il perd ce beau rouge qui le colore dans la diastole. Quant aux lézards gris et verts, le cœur devenait extrêmement pâle durant la contraction. Il en était de même de celui des salamandres et des raines-vertes affaiblies par une longue privation d'alimens; mais cet organe conservait une teinte rougeâtre, si la masse du sang n'avait éprouvé aucune diminution.

EXPÉRIENCE IV.

J'ÉTAIS donc autorisé à croire que le cœur des salamandres et des raines-vertes en état de santé, retient dans la systole un peu de sang. Voulant m'en convaincre davantage, j'ai ouvert sur la fin de la contraction, la pointe du cœur de quatre salamandres et de quatre raines-vertes. Il s'est de suite écoulé une quantité de sang assez copieuse, mais moindre que pendant la diastole suivante. Les salamandres, au contraire, dont le cœur était extrêmement pâle, en laissaient à peine échapper quelques gouttes.

EXPÉRIENCE V (1).

L'AORTE ressemble près du cœur, à un petit intestin qui, après avoir formé une espèce de crosse se dirige vers la tête, où elle dégénère en un bulbe, dont la grandeur est tantôt égale, tantôt inférieure à celle du ventricule. A chaque systole du cœur, le sang passe dans le grand tube de l'aorte d'une manière si apparente, qu'on n'a pas besoin de microscope,

---

(1) Dans les expériences où l'on ne nomme point les animaux qui y ont été soumis, il est question d'une ou de plusieurs salamandres.

pourvu qu'elle reçoive dans un lieu obscur l'impression d'un rayon lumineux. Cependant ce vaisseau ne se remplit pas à la fois ; le sang y pénètre sous la forme d'une petite colonne sensible à l'œil, pendant tout le temps que l'artère se dilate et se colore d'un rouge foncé.

EXPÉRIENCE VI.

LES résultats ont été les mêmes que dans l'expérience précédente, à l'exception d'un nouveau phénomène que j'ai eu plusieurs fois occasion d'observer dans la suite de mes recherches. Quoique la salamandre fût préparée depuis peu, et que le sang circulât avec rapidité, il est néanmoins resté tout-à-coup immobile dans la veine cave, dans l'oreillette, le ventricule et l'aorte. M'étant apperçu que cette immobilité provenait du cœur même, qui, depuis quatre minutes, ne donnait aucune pulsation, j'ai rétabli l'action de cet organe, et le sang a de suite repris son premier cours.

EXPÉRIENCE VII.

L'ANIMAL était attaché depuis une heure et demie sur la potence. Les battemens du cœur sont devenus moins fréquens, et l'aorte m'a paru se vuider entièrement sur la fin de ses contractions. Elle perdait au moins pendant la systole toute la rougeur qu'elle avait dans sa dilatation. Pour lever toute espèce de doute, j'ai fait une incision transversale à ce vaisseau contracté : il ne s'est échappé aucune goutte de sang ; mais la diastole suivante en a fourni une assez grande quantité.

EXPÉRIENCE VIII.

J'AI répété l'expérience précédente sur plusieurs salamandres attachées depuis quelque temps à la potence : le résultat a été le même. Si j'ouvrais au contraire l'aorte immédiatement après la préparation de l'animal, il s'écoulait toujours un peu de sang.

EXPÉRIENCE IX.

J'AI alors soupçonné que la différence de ces résultats provenait des divers degrés de force de l'animal ; c'est-à-dire que dans l'état de vigueur et de santé, l'aorte retenait un peu de sang, tandis qu'elle se vidait entièrement lorsque la salamandre commençait à s'affaiblir. J'ai en conséquence dirigé sur l'aorte un rayon solaire réfracté par le moyen d'une lentille. J'avais déjà obtenu les plus grands effets de cette lumière sur quelques autres vaisseaux : elle m'a fait voir que dans la plénitude et la force de la circulation, l'aorte conserve en se contractant un peu de sang. J'ai découvert en outre que ce liquide cesse alors de circuler, et qu'il ne reprend son mouvement que pendant la diastole qui suit. Le sang éprouve donc dans l'aorte un retard plus ou moins considérable, suivant l'intervalle plus ou moins long, entre la fin de la systole et le commencement de la diastole de ce vaisseau.

EXPÉRIENCE X.

Sur trois salamandres.

J'AI répété avec un égal succès les expériences VIII et IX.

EXPÉRIENCE XI.

J'AI continué mes recherches sur l'aorte. Son bulbe donne origine à quatre troncs : deux parvenus à peine au commencement de l'épine, se réunissent en un seul canal qui descend à découvert le long du dos. Ce canal que nous nommerons *aorte descendante*, se soustrait à la vue près de l'origine de la queue.

Le diamètre de l'aorte descendante est évidemment plus considérable au commencement qu'à sa terminaison. Néanmoins les portions situées entre les rameaux qu'elle fournit, ont une grosseur peu différente : elles méritent dès-lors le nom de canaux cylindriques, plutôt que celui de vaisseaux coniques.

EXPÉRIENCE XII.

Sur plusieurs salamandres.

LE pouls de l'aorte est très-sensible : à chaque systole, elle reste pleine de sang. Il s'arrête dans les deux tiers supérieurs de ce vaisseau au moment où il se contracte, c'est-à-dire pendant la dilatation du cœur : mais dans la portion inférieure de l'aorte, ce fluide éprouve une immobilité moins considérable, de manière que parvenu à l'extrémité de la queue, il se meut seulement avec plus de lenteur dans la diastole que dans la systole du cœur.

EXPÉRIENCE XIII.

Sur deux lézards verts.

LE sang circule avec assez de rapidité dans l'aorte descendante; et de même qu'il s'arrête momentanément dans une partie de ce vaisseau, il offre dans l'autre un cours égal et uniforme, à-peu-près comme nous l'avons exposé dans l'expérience précédente.

EXPÉRIENCE XIV.

Sur trois lézards gris.

L A circulation est très-visible dans l'aorte descendante. Le sang se meut avec interruption dans la moitié supérieure de ce vaisseau : il coule avec uniformité dans la portion voisine de la queue ; avec cette différence néanmoins que son cours est un peu plus rapide pendant la contraction du cœur.

L'aorte des lézards gris et verts a un mouvement de pulsation. Cette artère conserve dans sa systole une assez grande quantité de sang.

EXPÉRIENCE XV.

Sur plusieurs grenouilles aquatiques et raines vertes.

L E s résultats ont été les mêmes que dans les expériences XII et XIV. On ne voit la circulation que dans l'aorte descendante des plus petites grenouilles : les grosses servent uniquement à faire mieux apprécier le nombre et la force des pulsations.

EXPÉRIENCE XVI.

Sur plusieurs salamandres.

J'ai cherché à connaître si la pulsation de l'aorte descendante se fait d'une manière instantanée ou bien graduelle : c'est-à-dire, si pendant la systole du cœur, cette artère se dilate peu-à-peu dans toute son étendue, en sorte que l'œil puisse suivre, pour ainsi dire, les degrés successifs de cette dilatation : mais il m'a paru qu'au moment de la contraction du cœur, toute l'aorte se gonflait à la fois depuis son origine jusqu'à sa terminaison.

EXPÉRIENCE XVII.

Sur deux lézards gris, deux lézards verts et deux grenouilles.

L'aorte s'est également dilatée à la fois dans toute son étendue.

EXPÉRIENCE XVIII.

L'aorte descendante donne origine à plusieurs artères d'une moyenne grandeur : les plus remarquables sont les pulmonaires et les mésentériques. Les poumons des salamandres consistent en deux petits sacs ou vésicules membraneuses étendues le long de l'abdomen, et ordinairement pleines d'air : leur longueur est d'environ un pouce. L'animal peut à son gré les remplir ou les désemplir, suivant la quantité d'air qu'il inspire ou expire. Chacun de ces poumons reçoit un tronc artériel qui se distribue en droite ligne depuis la base jusqu'au sommet de ce viscère. Ce tronc fournit dans ce trajet un grand nombre de rameaux, dont la plupart font un angle tantôt aigu, tantôt droit avec l'artère : considéré dans toute son étendue, il offre une forme cylindrique. Cependant les portions comprises dans l'interstice des rameaux ont un diamètre inégal.

Ce tronc ne m'a donné aucun signe de pulsation. Le sang se mouvait avec rapidité dans la portion supérieure du poumon ; mais il s'était arrêté dans le tiers inférieur de l'artère et de ses ramifications.

Une heure après, la circulation a cessé dans la moitié des poumons, et les effets de la systole et de la diastole du cœur sont devenus plus apparens.

Une heure et demie plus tard, le cours du sang n'était visible que dans la septième partie des poumons. Il était remarquable qu'autant il avançait pendant la contraction du cœur, autant il rétrogradait pendant sa dilatation. Cependant les poumons étaient déjà flétris ; plusieurs rameaux n'avaient plus de sang ; d'autres n'en contenaient qu'une très-petite quantité.

EXPÉRIENCE XIX.

LE sang de l'aorte pulmonaire circulait avec une égale vélocité, si ce n'est dans les ramifications les plus éloignées, où son cours était moins rapide. Ce vaisseau n'avait aucune pulsation manifeste. Le sang conservait en entrant dans les rameaux sa vîtesse ordinaire.

Les autres résultats ont été les mêmes que dans l'expérience précédente.

EXPÉRIENCE XX.

L'ARTÈRE pulmonaire est affectée de trois anévrismes : le sang y devient plus rouge et moins rapide ; mais à peine en est-il sorti, qu'il recouvre son premier mouvement et sa première couleur.

Les poumons ne contenant plus d'air, les membranes se sont repliées au point de dérober à la vue le plus grand nombre des vaisseaux. Les artères néanmoins étaient encore visibles : le sang ne circulait plus avec la même vélocité qu'auparavant.

EXPÉRIENCE

EXPÉRIENCE XXI.

Sur plusieurs salamandres et grenouilles.

M'ÉTANT proposé de rechercher si le sang perd de sa vîtesse en passant des troncs pulmonaires dans les rameaux, j'ai trouvé qu'elle est toujours la même, quel que soit l'angle que forment ces vaisseaux. Cependant à mesure que ce fluide avance dans les plus petits rameaux, il ralentit peu à peu son mouvement ; au point que si l'on compare la rapidité du tronc avec celle des dernières ramifications, la différence de l'une à l'autre paraît être de trois à un.

Chaque poumon des grenouilles est pourvu de deux artères dont les battemens sont peu sensibles : elles conservent en se contractant une assez grande quantité de sang. Il se meut plus rapidement dans la systole que dans la diastole du cœur. Son cours est égal à celui des artères pulmonaires des salamandres : il n'offre aucune inégalité sensible dans le tronc et dans les rameaux, quoique la plupart d'entr'eux fassent avec lui un angle droit ou aigu : la circulation diminue seulement de vîtesse dans les plus petites ramifications.

Le sang des grenouilles était moins coloré que

celui des salamandres, malgré qu'on les eût prise
en même temps.

EXPÉRIENCE XXII.

QUOIQUE l'animal eût été préparé à l'instant même de mes recherches, le sang oscillai
dans les deux artères pulmonaires. Je n'ai pu d'a-
bord trouver la cause d'une semblable irrégularité ; mais je me suis ensuite apperçu qu'elle provenait de ce que les extrémités antérieures étaien
tiraillées au point d'empêcher le cœur de se mou
voir librement. Après avoir en effet diminue
l'écartement des extrémités, ce viscère a repri
son action primitive, et l'oscillation s'est changée en un mouvement très-rapide.

EXPÉRIENCE XXIII.

J'AI écarté considérablement les extrémité
de la salamandre, pour m'assurer si l'oscillation
recommencerait : elle a reparu en effet et continué pendant tout le temps du tiraillement ; mai
à peine a-t-il cessé, que le sang a repris son
cours ordinaire.

EXPÉRIENCE XXIV.

Sur quatre salamandres.

VOYANT combien il était nécessaire que le cœur exerçât librement ses fonctions, pour que la circulation ne fût pas troublée, j'ai eu soin dans cette expérience, ainsi que dans les suivantes, de ne point trop écarter les jambes de l'animal, et sur-tout les antérieures. Les artères pulmonaires n'offraient alors ni oscillation, ni vîtesse inégale. Cependant lorsque la salamandre avait épuisé ses forces, le cours du sang devenait moins rapide pendant la diastole : il dégénérait même quelquefois en un mouvement oscillatoire, qui commençait par les plus petits rameaux, et s'étendait ensuite jusqu'aux troncs.

EXPÉRIENCE XXV.

Sur plusieurs salamandres et raines vertes.

J'AI dit dans les expériences III et IV que le cœur des salamandres et des raines-vertes ne se vide pas entièrement dans la systole. Ayant trouvé que le libre exercice de cet organe était nécessaire à la régularité de la circulation, j'ai soupçonné que ce résidu de sang provenait peut-être de ce que le cœur ne pouvait se contracter assez

K 2

pour le chasser de sa cavité. Mais cette expérience m'a confirmé que le ventricule conserve toujours une certaine quantité de globules, quoiqu'il n'éprouve aucune gêne dans son action.

EXPÉRIENCE XXVI.

Sur trois grenouilles, deux lézards gris, deux lézards verts et deux salamandres.

LA circulation se trouble souvent dans les grenouilles, par la pression que les poumons souffrent en ouvrant l'abdomen. Etant alors extrêmement dilatés, ils s'échappent par l'endroit qui leur oppose le moins de résistance, c'est-à-dire par l'ouverture qu'on a pratiquée; de manière que si elle n'est pas assez large, les poumons éprouvent un étranglement qui suspend ou retarde le mouvement du sang : mais l'obstacle est à peine levé, qu'il reprend sa première vélocité.

J'ai ouvert les poumons sans offenser aucun tronc ; ils s'étaient tellement affaissés, à raison du défaut d'air, que je n'ai pu voir ni sang ni vaisseaux.

Les artères qui se distribuent dans les poumons des lézards gris et verts, sont au nombre de deux : leur battement est sensible dans toute leur étendue. Cependant l'épaisseur des membranes ne permet d'observer la circulation que dans les troncs. Le sang est chassé par jets beaucoup plus répétés dans la systole que dans la diastole du cœur. Les gros vaisseaux restent toujours pleins de ce liquide.

J'ai fait une légère incision aux poumons des salamandres : le sang n'a pas cessé de se mouvoir ; il a seulement ralenti son cours.

EXPÉRIENCE XXVII.

Le mésentère tendu avec des crochets.

J'AI porté mes regards sur une artère dans laquelle le sang n'éprouve de retard que pendant la diastole du cœur. Cette artère se divise en cinq rameaux : le premier présente un anévrisme dans lequel les globules augmentent de rougeur, et diminuent de vîtesse : le sang oscille dans le second rameau ; il a un cours uniforme dans les trois autres : deux ont néanmoins un mouvement plus rapide que le tronc. L'oscillation s'est étendue après treize minutes à tous les rameaux : cinq minutes plus tard elle a gagné le tronc artériel : cependant elle ne s'est maintenue dans l'artère et dans ses rameaux que pendant trois minutes, après lesquelles le sang a repris sa première vélocité, qu'il a conservée pendant un quart-d'heure : les oscillations ont alors recommencé.

Une grosse artère qui se distribuait sur une

autre portion du mésentère, donnait origine à deux rameaux : le premier se subdivisait en deux, le second en cinq : les angles de tous ces rameaux étaient aigus. Le sang stagnait dans les uns, circulait dans les autres, oscillait dans quelques-uns.

Les parois d'une artère supportaient une veine dans laquelle le sang circulait avec une extrême lenteur. C'était une occasion favorable de connaître si la première avait un mouvement de pulsation; car il aurait produit quelqu'altération dans le cours du fluide veineux. Mais je ne me suis pas apperçu qu'il ait éprouvé le moindre changement.

EXPÉRIENCE XXVIII.

J'AI déchiré en préparant la salamandre, une partie du mésentère. Il en est cependant resté assez d'intact pour me rendre témoin d'un phénomène singulier. Il partait d'une artère trois rameaux d'une semblable grosseur. Le sang s'y distribuait d'une manière inégale : le premier vaisseau en recevait moins que le second ; le troisième beaucoup plus que les deux autres. La couleur du sang était en raison de sa quantité, c'est-à-dire, pâle dans le vaisseau qui en contenait le moins, rouge et pourpré dans celui qui en avait le plus. Les globules des deux premiers rameaux nageaient dans un fluide invisible ; car la plupart passaient, sans se toucher, d'un endroit à un autre. Ils étaient jaunâtres et d'une figure arrondie.

J'avais fait cette observation à la lumière réfractée ; mais en la répétant à la lumière réfléchie, le jaune des globules s'est changé en un rouge d'autant plus foncé, que leur nombre était plus considérable.

EXPÉRIENCE XXIX.

L'ENTRELACEMENT de deux artères et de deux veines formait sur le mésentère différens losanges. Le sang circulait avec rapidité dans ces deux sortes de vaisseaux. Celui des veines n'éprouvait dans leur contact avec les artères aucun dérangement : preuve évidente que celles-ci ne battaient point.

EXPÉRIENCE XXX.

Le mésentère tendu avec des crochets.

J'AI observé pendant deux heures la circulation du sang dans une artère qui fournissait plusieurs rameaux au mésentère. Voici les principaux résultats de cette expérience. Pendant sept fois, le sang a oscillé dans l'artère et dans ses rameaux; autant de fois il a repris la vîtesse qu'il avait avant la préparation de la salamandre. L'oscillation a toujours commencé dans les rameaux, et s'est ensuite propagée dans les troncs : elle imitait les mouvemens qu'exécute le balancier d'une pendule. Autant le sang avançait dans la systole , autant il rétrogradait dans la diastole.

EXPÉRIENCE XXXI.

LES vaisseaux mésentériques d'une grenouille affaiblie par une longue abstinence d'alimens, paraissaient à la lumière réfractée diversement coloriés. Les plus petits, ainsi que leurs globules, étaient d'un blanc luisant : les moyens avaient une teinte jaunâtre, les gros une couleur jaune qui prenait, à mesure que les vaisseaux augmentaient de diamètre, une nuance rougeâtre, laquelle offrait dans les troncs artériels et veineux le rouge le plus foncé.

Cette expérience faite à la lumière réfléchie, a donné des résultats bien différens. Le rouge a été la seule couleur qui se soit maintenue dans tous les vaisseaux mésentériques : il était seulement plus pâle dans les petits que dans les gros.

EXPÉRIENCE XXXII.

Sur plusieurs grenouilles et salamandres.

POUR m'assurer si ces illusions provenaient de la lumière réfractée , j'ai répété l'expérience précédente sur plusieurs grenouilles que j'avais privées plus ou moins long-temps de nourriture. Toutes les nuances déjà-mentionnées ont reparu à la lumière réfractée ; le rouge même n'a été sensible que dans les plus gros vaisseaux : mais elles se sont éclipsées devant la lumière réflé-chie , avec cette différence que la couleur rouge paraissait avec moins d'éclat dans le mésentère des grenouilles qui avaient souffert plus long-temps la faim. Quelques-unes l'avaient endurée au point, qu'il ne restait plus de sang dans les vaisseaux ; et les intestins s'étaient tellement contractés, que le mésentère ne pouvait plus se déployer.

J'ai expérimenté avec cette double lumière le mésentère des salamandres. Mais comme leur sang conserve plus long-temps que celui des grenouilles , un rouge assez foncé , il faut les priver pendant quelques mois de toute sorte d'a-limens pour obtenir à la lumière réfractée ce mélange de couleurs.

EXPÉRIENCE XXXIII.

Sur trois salamandres.

JE me suis proposé d'examiner la forme des artères mésentériques, et le rapport qui existe entre le diamètre du tronc et des rameaux qui en partent. Les artères considérées dans toute leur longueur sont coniques; mais les portions situées entre l'origine des rameaux ont une figure cylindrique. Le calibre du tronc est toujours inférieur à celui des rameaux pris ensemble. C'est même une loi commune à tout le système artériel.

EXPÉRIENCE XXXIV.

Le mésentère tendu avec des crochets.

LE sang oscille dans quelques artères mésentériques ; il a dans les autres un cours uniforme, mais extrêmement lent. Ces vaisseaux se divisent en plusieurs rameaux. Le sang n'éprouve en passant des uns aux autres aucune espèce de retard. Le fluide contenu dans chaque artère, se divise en plusieurs colonnes proportionnées au diamètre des ramifications. Les globules qu'on peut, à raison de leur petit nombre, observer un à un, n'offrent aucun mouvement de tournoiement : ils suivent uniquement le cours progressif du sang.

EXPÉRIENCE XXXV.

Le mésentère tendu avec des crochets.

UNE artère mésentérique présentait vers le milieu de son trajet un rétrécissement dans lequel le sang augmentait de vélocité. Voulant m'assurer si le rétrécissement était la cause de cette augmentation de vîtesse, j'ai déchiré le mésentère auquel s'attachaient plusieurs vaisseaux, qui n'éprouvant alors aucune tension, se sont contractés sur eux-mêmes, et ont diminué considérablement de diamètre dans la portion parallèle à l'incision. Le sang a circulé en effet dans ce détroit avec plus de rapidité; mais à peine l'avait-il dépassé, qu'il reprenait son premier mouvement.

J'ai répété cette expérience sur plusieurs autres artères et en différens endroits : le résultat a toujours été le même.

EXPÉRIENCE XXXVI.

Le mésentère tendu avec des crochets.

QUOIQUE je me sois livré à cette recherche, aussi-tôt après avoir préparé la salamandre, le

sang oscillait néanmoins dans les vaisseaux artériels du mésentère. Une artère, après avoir traversé en droite ligne une portion assez considérable de cette membrane, formait plusieurs
contours qui ressemblaient à cinq S : parvenue à
l'intestin, elle se divisait en deux rameaux, dont
l'un avait sept courbures, et l'autre neuf. Lorsque
le cœur se contractait, le sang reprenait son
cours ordinaire dans l'artère et dans ses tortueuses ramifications, qui ne semblaient diminuer en rien la vîtesse qu'il avait avant de pénétrer dans le tronc. Ce fluide rétrogradait dans
la diastole, sans perdre de sa vélocité à travers les nombreux plis et replis de ces vaisseaux.

L'oscillation a disparu après dix-sept minutes;
et le sang a repris, de la même manière que
dans l'expérience XXX°, son premier mouvement.
Cependant il n'a cessé de circuler avec une
égale rapidité dans la portion droite et flexueuse
de l'artère.

EXPÉRIENCE XXXVII.

DEUX artères en partie droites et en partie tortueuses, forment sur le mésentère des angles
différens. L'une, après avoir parcouru en droite
ligne toute l'étendue de cette membrane, forme

quatre courbures, dont deux rampent sur les bords du mésentère, les deux autres sur les tuniques des intestins. L'autre artère donne origine à deux rameaux qui offrent mille tours et détours. Le sang n'éprouve aucun retard dans toutes ces ramifications : la circulation s'y fait par-tout avec une égale rapidité.

EXPÉRIENCE XXXVIII.

J'AI replié le mésentère, de manière que les artères qui étaient naturellement droites, formaient différentes courbures, pour voir si ce procédé diminuerait la rapidité du sang ; mais il n'a rien changé à son premier mouvement.

EXPÉRIENCE XXXIX.

Le mésentère tendu avec des crochets.

LE sang oscillait dans plusieurs artères mésentériques ; il circulait dans quelques-unes, il était immobile dans quelques autres. Les courbures naturelles n'apportaient aucun changement dans ces divers mouvemens.

En déployant le mésentère, il s'est rompu une artère qui a laissé échapper quelques gouttes de sang. Il se formait de temps en temps dans la partie interne du vaisseau lésé, une bulle d'air qui suivait le cours des globules rouges vers les intestins.

EXPÉRIENCE XL.

Sur trois salamandres.

LE sang circulait avec une extrême vélocité. Son cours m'a paru plus rapide dans les artères pulmonaires, que dans les mésentériques. La différence pouvait être d'environ un quart.

Il s'échappait d'un anévrisme du tronc des artères pulmonaires plusieurs bulles gazeuses, qui parvenaient avec le sang jusqu'à l'extrémité des poumons.

EXPÉRIENCE XLI.

Sur trois salamandres.

LE plan du palais est fourni de quatre artères. Après avoir fait à découvert un trajet assez considérable, elles se dérobent à la vue et se perdent, deux dans le crâne, à la distance de trois quarts de ligne du globe interne des yeux, les deux autres dans les portions musculeuses de ces organes. Le sang circule dans ces artères avec la même vîtesse que dans les pulmonaires.

Le mouvement de ces quatre vaisseaux s'est maintenu beaucoup plus long-temps que celui des artères pulmonaires.

EXPÉRIENCE XLII.

Le sang se mouvait avec une égale vîtesse dans le tronc mésentérique et ses différentes ramifications. Il n'a commencé à ressentir qu'après 17 minutes, l'accélération produite par la contraction du cœur.

Ce tronc m'a paru donner quelques pulsations. La salamandre était d'une médiocre grosseur.

EXPÉRIENCE XLIII.

Le tronc mésentérique artériel d'une salamandre beaucoup plus grosse, se dilatait dans la sytole et se contractait dans la diastole du cœur. Cette dilatation et cette contraction s'étendaient jusqu'à l'origine des artères mésentériques.

EXPÉRIENCE XLIV.

Je n'ai pu voir, malgré la rapidité de la circulation, aucune pulsation dans les artères axillaires. La salamandre étant d'une grosseur considérable, semblait m'ôter l'espoir de découvrir ce mouvement dans les plus petites : les artères moyennes d'un autre animal de la même espèce me l'ont cependant offert.

EXPÉRIENCE XLV.

Sur deux lézards gris et deux lézards verts.

LE tronc mésentérique, les artères qui en partent, et les rameaux auxquels elles donnent origine, battent avec assez de fréquence. Les pulsations deviennent moins sensibles à proportion que le diamètre des vaisseaux diminue : elles se manifestent en même temps dans l'aorte et dans les artères : celles-ci restent pleines de sang pendant la contraction.

La systole du cœur augmente la circulation dans le tronc mésentérique : le sang coule avec une vîtesse égale et uniforme dans les autres artères. A mesure cependant que l'animal épuise ses forces, ce liquide paraît ralentir dans la diastole son mouvement primitif.

EXPÉRIENCE XLVI.

LES angles et les courbures de deux artères mésentériques m'ont déterminé à rechercher si les globules y éprouvaient quelque mouvement intestin, ou bien de rotation : mais je n'ai pu distinguer

distinguer ni l'un ni l'autre, quelle qu'ait été mon attention. Il m'a paru cependant qu'en heurtant contre ces angles et ces courbures, les globules, après avoir tourné deux à trois fois sur eux-mêmes, suivaient le torrent de la circulation, sans offrir davantage aucune espèce de tournoiement.

EXPÉRIENCE XLVII.

LE sang circulant pendant l'expérience précédente avec une extrême lenteur, il était possible que si son cours, et par conséquent celui des globules, eût été plus rapide, le résultat aurait été différent. Cependant la même observation répétée dans cette hypothèse n'a présenté rien de dissemblable.

EXPÉRIENCE XLVIII.

Sur six lézards gris et cinq lézards verts.

LES sinuosités et les angles des artères ne retardent point la circulation du sang. Les globules ne suivent aucun mouvement intestin, ni de rotation.

L

SECTION II.

Des phénomènes de la circulation obser-vée dans les petites artères et les petites veines.

EXPÉRIENCE XLIX.

L A vésicule du fiel des salamandres aquatiques ressemble à un petit œuf, dont la pointe repose sur le foie. Elle est ordinairement remplie de bile. Sa couleur légèrement verdâtre, met dans le plus grand jour les vaisseaux sanguins. Ils sont au nombre de cinq, deux artères et trois veines. Une des artères traverse en droite ligne toute l'étendue de la vésicule : l'autre, un peu moins grosse, se sépare en deux branches ; la première prend de suite une marche rétrograde ; la seconde se prolonge jusqu'à l'extrémité de ce réservoir. Ces deux vaisseaux donnent origine à des rameaux qui se divisent et se subdivisent à l'infini. L'œil s'égare d'abord dans ce labyrinthe de ramifications ; mais il apperçoit peu à peu qu'il en sort trois veines, dont le diamètre augmente, à mesure qu'elles approchent de la base au sommet de la vésicule.

Le mouvement des artères était très-rapide, sans surpasser néanmoins celui des veines, à l'exception des rameaux dans lesquels le sang coulait avec plus de lenteur. Les globules qui se mouvaient un à un, offraient une couleur rouge non-seulement à la lumière réfléchie, mais encore à la lumière réfractée, c'est-à-dire en plaçant au-dessous de la vésicule un miroir de réflexion ; en sorte que les rayons se réfractant à travers ses parois épaisses et verdâtres, représentaient ses globules dans leur état naturel.

Je n'ai trouvé aucune différence sensible entre la circulation du sang dans les cinq vaisseaux et dans les artères majeures.

J'ai fait à la vésicule une petite ouverture, à travers laquelle toute la bile s'étant échappée, le sang a cessé à l'instant de se mouvoir.

EXPÉRIENCE L.

Sur quatre salamandres.

LE résultat a été le même que dans l'expérience précédente ; cependant l'écoulement de la bile n'a pas entièrement arrêté le cours du sang dans les vaisseaux de la vésicule.

EXPÉRIENCE LI.

Sur plusieurs salamandres.

Une petite artère formait sur le mésentère onze à douze courbures. Une de ses branches se prolongeait jusqu'aux intestins, où elle formait plusieurs rameaux du diamètre d'un globule. Ces rameaux en se repliant vers le mésentère, donnaient origine à une veine qui s'anastomosait avec une autre beaucoup plus considérable, destinée à rapporter le sang au cœur.

Les courbures ne diminuaient point la vîtesse du sang. Il avait cependant un cours moins rapide que dans les vaisseaux moyens, et se mouvait dans le rameau veineux qui partait de l'artère, avec autant de vîtesse que dans l'artère même : il circulait néanmoins plus lentement dans les ramifications les plus ténues.

Une autre artère n'offrant dans son trajet aucune sorte de courbure, était à peine parvenue à l'estomac, qu'elle se séparait en cinq petites branches qui formaient sur la tunique externe de ce viscère, un réseau magnifique, dans lequel les globules se mouvaient avec la plus grande rapidité. On pouvait dire que ce réseau était le point de communication entre l'artère

productrice et la veine satellite : car en pointant le microscope sur la partie de l'estomac
correspondante au mésentère, on voyait que cet
entrelacement de petits vaisseaux donnait naissance à plusieurs veines, dont la réunion formait un seul canal qui n'était que le rameau
d'une veine mésentérique dans laquelle le sang
circulait plus rapidement que dans les ramifications.

EXPERIENCE LII.

LES tégumens du cou recouvrent divers faisceaux musculeux, sur lesquels rampent une infinité de petites artères qui, après s'être étendues
en droite ligne jusqu'à la mâchoire, où elles se
divisent en un grand nombre de rameaux, rétrogradent et se changent en plusieurs veines,
dont la direction est parallèle à celle des artères.
Ainsi les faisceaux musculeux offrent un double
ordre de vaisseaux qui portent le sang les uns
en haut, les autres en bas. La vélocité est un
peu moindre que dans les vaisseaux moyens du
mésentère. Il est remarquable que chaque veine
tire son origine de plusieurs ramifications artérielles.

E X P É R I E N C E L I I I.

Les deux appendices cartilagineuses de l'os avec lequel s'articule l'humerus, servent de point fixe à deux séries de vaisseaux artériels, qui s'étendent jusqu'à la moitié de ces cartilages, où ils forment une veine qui rampe sur leur bord inférieur. La plupart des branches artérielles s'anastomosent directement avec la veine : quelques autres n'y aboutissent qu'après s'être divisées en plusieurs ramifications. Le mouvement du sang s'accroît dans cette veine à mesure que son diamètre augmente ; il est plus rapide que dans les petites artères.

On ne peut examiner ces vaisseaux sans les déranger de leur situation naturelle : aussi la circulation y cesse très-promptement.

E X P É R I E N C E L I V.

La multiplicité des vaisseaux mentionnés dans l'expérience lii m'a donné lieu à une observation des plus délicates et des plus importantes. Une des plus grosses artères qui serpentaient sur les faisceaux musculeux, se divisait aussi-tôt en deux rameaux : l'un continuait son trajet vers la tête, l'autre se changeait en veine, et redescendait vers la poitrine. Toutes les fois que le cœur se contractait, le sang augmentait de vîtesse, non-seulement dans toute l'étendue de l'artère, mais encore dans une portion de la veine ; avec cette différence néanmoins que l'accélération diminuait dans la systole, à mesure que ce fluide s'approchait du cœur. J'ai observé ce phénomène pendant plus d'un quart-d'heure, ne voulant point induire mes lecteurs dans une erreur que j'aurais moi-même commise (1).

EXPÉRIENCE LV.

UNE veine qui s'anastomose avec celle de la rate, tire son origine de deux rameaux artériels : l'un vient de l'estomac, l'autre du mésentère. La salamandre n'ayant rien perdu de ses forces, le sang circule dans ces vaisseaux avec

---

(1) On prévient le lecteur de ne pas confondre ces deux expressions : *Accélération du sang veineux ;* et *accélération du sang veineux pendant la systole du cœur.* Par la première, on entend une accélération constante, indépendante de la contraction et de la dilatation du cœur, qui se manifeste et s'accroît à proportion que les veines deviennent plus grosses et s'approchent des principaux troncs, ainsi qu'il résulte des expériences XLIX, LI, LIII, &c. &c. La seconde espèce d'accélération est proprement due à la systole du cœur, et ne dure que le temps qu'il met à se contracter.

L 4

une rapidité aussi grande que dans l'artère pulmonaire.

EXPÉRIENCE LVI.

LES artères moyennes du voile du palais (*expér.* XLI) sont entrelacées d'une infinité de petits vaisseaux artériels et veineux, qui n'admettent à la fois qu'une seule série de globules. Chacun d'eux a une couleur rougeâtre, qui devient plus foncée dans les rameaux où ils sont en plus grande quantité.

Les globules ont un mouvement très-rapide, quoiqu'il y ait souvent une assez grande distance des uns aux autres. Ils circulent néanmoins avec plus de vîtesse dans une veine capillaire située au milieu du palais, laquelle tire son origine et son accroissement de la plupart des petits vaisseaux artériels dont nous avons parlé.

Une particularité du système veineux et artériel est, que le sang, malgré l'extrême petitesse des vaisseaux, se meut pendant plusieurs heures avec la plus grande rapidité. Il se ralentit ensuite, et l'action du cœur ne s'étend point au-delà des ramifications artérielles.

EXPÉRIENCE LVII.

Il s'échappe à travers les parois des intestins plusieurs veines qui proviennent peut-être d'un réseau de petites artères qui s'implantent dans leurs tuniques.

EXPÉRIENCE LVIII.

J'AI cherché à connaître 1°. si les vaisseaux qui ne laissent passer qu'un seul globule ont une figure cylindrique; 2°. le rapport qui existe entre la grosseur du globule et le diamètre du vaisseau. Je n'ai pu faire aucune de ces recherches à la lumière réfléchie : il fallait que l'objet que je voulais voir fût fortement éclairé par-dessous. J'ai encore eu de cette manière quelques difficultés à atteindre mon but, quoique j'eusse choisi une des parties les plus subtiles, et par conséquent les plus transparentes du mésentère. On aurait dit que les globules se mouvaient sans être renfermés dans un véritable canal. J'ai distingué enfin les parois de plusieurs vaisseaux qui avaient une forme cylindrique; leurs tuniques consistaient en deux petites lames légèrement obscures; l'intérieur était d'un clair luisant. Les globules y circulent à une certaine distance les uns des autres, et sans jamais toucher les bords, quoiqu'ils les côtoyent d'assez près. La différence entre la grosseur du globule et le calibre du vaisseau est donc infiniment petite.

EXPÉRIENCE LIX.

Sur deux salamandres.

CETTE expérience m'a donné le même résultat que la précédente.

EXPÉRIENCE LX.

J'AI disposé en forme d'arc un petit vaisseau mésentérique : les globules y circulaient sans se toucher, et avec une égale rapidité. L'oscillation ayant commencé après trois quarts-d'heure, les globules allaient en avant et en arrière, mais sans jamais se heurter.

EXPÉRIENCE LXI.

LE sang circule avec sa vîtesse ordinaire dans une veine intestinale, quoiqu'elle ait vingt-cinq courbures.

EXPÉRIENCE LXII.

LES salamandres ont deux ovaires, ainsi que deux trompes, qui se prolongent sous la forme de deux cordons blanchâtres, depuis les extrémités antérieures jusqu'à l'origine de la queue. Leur éclat permet de voir les petits vaisseaux qui y serpentent. La plupart paraissent sortir de l'intérieur des trompes et beaucoup d'autres semblent s'y enfoncer. La distribution de quelques veines peut être comparée à un arbrisseau avec son tronc, ses branches et ses rameaux. Le sang circule plus rapidement dans le tronc que dans les ramifications.

EXPÉRIENCE LXIII.

LE jaune doré du ventre et de la poitrine des salamandres (*expér. 1*) présente au premier coup-d'œil un ensemble confus de corpuscules ; mais en les examinant avec plus d'attention, on y découvre bientôt un entrelacement de vaisseaux artériels et veineux , qui diffèrent par la forme, la grosseur et la longueur. Le sang paraît y circuler avec la même vîtesse que dans les artères pulmonaires.

La réunion de plusieurs rameaux en un seul tronc , augmente la vélocité du sang.

Le jaune du ventre et de la poitrine affaiblit en plusieurs endroits la rougeur du sang : ce liquide tire plus au jaune qu'au rouge dans les rameaux d'un seul globule ; il est jaunâtre dans les vaisseaux moins étroits , et d'un rouge foncé dans ceux qui ont un diamètre plus considérable.

EXPÉRIENCE LXIV.

En écartant de force les mâchoires de la sala-mandre, on apperçoit au fond du palais les deux globes des yeux colorés d'un bleu de ciel affaibli par la blancheur des membranes qui les revêtent. Ces membranes sont parsemées d'une infinité de vaisseaux, qui ne reçoivent à-la-fois qu'un seul globule. On reconnaît difficilement leur première origine : quant à leur direction, on les voit se replier vers l'os de la mâchoire, où ils forment une petite veine qui se dirige vers le cœur. Le mouvement du sang m'a paru trois fois plus ra-pide dans cette veine, que dans les ramifications qui lui donnaient naissance.

Il n'est point de viscère qui reçoive autant de vaisseaux que les poumons. Chaque rameau du tronc artériel répand une pluie de globules qui arrosent toute l'étendue de la membrane pulmo-naire, à l'exception de quelques petits espaces blanchâtres où le sang pénètre rarement. Ce li-quide semble d'abord ne circuler dans aucun ca-nal, et l'on ne commence à distinguer quelques traces de vaisseaux que dans les points où le sang se réunit en plus grande quantité. Les globules s'y meuvent un à un : ils sont colorés d'un rouge très-foncé.

EXPÉRIENCE LXV.

J'ai ouvert, en préparant la salamandre, un artère moyenne du mésentère : il s'en est échappé un nombre considérable de globules qui m'ont paru autant de petites boules alongées.

EXPÉRIENCE LXVI.

J'observais un vaisseau mésentérique qui ne recevait à-la-fois qu'une série de globules ; ils se mouvaient avec lenteur, et à une distance sensible les uns des autres. Leur forme m'a paru la même que dans l'expérience précédente ; quelques-uns avaient cependant une figure arrondie, et un volume beaucoup plus petit. Soupçonnant que ces derniers étaient la pointe de ceux qui m'avaient semblé alongés, j'ai suivi leur cours dans toute l'étendue du vaisseau ; mais leur forme et leur grosseur ne m'ont jamais paru changer.

EXPÉRIENCE LXVII.

Sur une salamandre et un lézard vert.

N'étant point satisfait des deux expériences précédentes, j'ai placé sous le microscope une petite goutte de sang puisé dans une salamandre vivante ; je l'avais auparavant délayé dans un peu d'eau, de manière que j'ai pu observer isolément les globules dont il se composait. Les uns étaient d'une figure arrondie, mais un peu pointus, les autres sphériques, et d'une moitié environ plus petits. Le sang veineux et artériel m'a offert les mêmes phénomènes. Les globules du lézard vert ont une forme ovale : leur grosseur égale à peine la cinquième partie des globules arrondis de la salamandre.

EXPÉRIENCE LXVIII.

J'AI examiné à la lumière réfractée deux petits rameaux, qui s'anastomosaient avec une veine d'un calibre plus considérable. Les globules paraissaient dans les deux premiers vaisseaux d'un blanc luisant ; mais à peine avaient-ils gagné l'orifice du second, qu'ils se coloraient d'un rouge pâle. Cependant le blanc luisant prenait à la lumière réfléchie une nuance rougeâtre, et le rouge pâle se changeait en uné couleur pourprée.

EXPÉRIENCE LXIX.

LES tégumens internes de l'abdomen recevaient un réseau de vaisseaux que j'ai examinés à la lumière réfractée. Le sang présentait dans les plus petits une couleur de nacre de perle.

J'en ai déchiré accidentellement quelques-uns : les globules auparavant luisans, ont pris en s'amoncelant, une teinte rougeâtre.

Les globules avaient dans l'origine d'une autre petite veine, la couleur de la lymphe ; mais à proportion que ce vaisseau augmentait de diamètre, le sang devenait plus rouge et plus foncé.

EXPÉRIENCE LXX.

AYANT soulevé le mésentère sans le détacher des intestins, je l'ai déployé sur une lame de verre, et tendu avec de petits crochets. Les artères et les veines étaient remplies de sang. M'étant servi d'une grosse lentille, je pouvais la tenir à une certaine distance de cette membrane, et par conséquent piquer, déchirer, presser et tirailler les vaisseaux, en même temps que je les examinais. J'ai fait l'expérience à la lumière réfractée. En touchant différens points du mésentère, la circulation se ranimait dans tous les vaisseaux. Si je faisais une légère incision à une veine ou à une artère, il s'en échappait une quantité de sang proportionnée à la pression que j'exerçais sur ses parois. Les globules ressemblaient à de petits grains ou molécules partie sphériques et pointus, partie ronds et plus petits. Pour changer la couleur pourprée d'un vaisseau en un rouge jaunâtre, je n'avais qu'à donner issue à quelques gouttes de sang ; s'il s'en échappait une quantité considérable, le vaisseau devenait entièrement jaune ; il présentait même , après l'écoulement de tout le fluide, un blanc transparent qui se communiquait aux globules. J'obtenais un résultat contraire en expérimentant d'une manière différente , c'est-à-dire , en faisant passer le sang du vaisseau dans les ramifications auxquelles il donnait origine. Sa cavité ne contenant dès-lors presque plus de globúles , prenait une couleur luisante et jaunâtre , qui se changeait en un rouge proportionné au nombre des globules, que les rameaux comprimés envoyaient au tronc avec lequel ils s'anastomosaient.

EXPÉRIENCE LXXI.

LA rupture d'une petite artère a donné issue à un grand nombre de globules, qui se sont répandus sur le mésentère à une certaine distance les uns des autres , sans discontinuer leur mouvement. Ils obéissaient sans doute à la direction et à la force d'un fluide invisible dans lequel ils nagent ; et ce fluide ne pouvait s'écouler que du vaisseau ouvert ; car le mésentère ne donnait auparavant aucun indice d'humidité.

EXPÉRIENCE

EXPÉRIENCE LXXII.

DEUX petites veines mésentériques du diamètre d'un globule se réunissaient en un tronc, dans lequel circulait à-la-fois une série de molécules rouges. Le tronc recevait alternativement le sang qui venait de ces deux vaisseaux. Lorsque les globules de l'un s'avançaient pour pénétrer dans le canal commun, ceux de l'autre rameau tantôt s'arrêtaient près de l'orifice, tantôt rétrogradaient, sans avoir éprouvé aucun choc ; mais à peine les premiers étaient entrés dans le tronc, que les seconds prenaient la même route. J'ai été témoin, pendant une demi-heure, de ce mouvement rétrograde et progressif des globules sans qu'ils se soient jamais touchés. Ce mouvement ne pouvait provenir que d'un fluide intermédiaire qui, agité par les globules mobiles, réagissait contre ceux qui étaient en repos, et les forçait à pénétrer dans le tronc.

EXPÉRIENCE LXXIII.

LES salamandres encore jeunes sont pourvues de branchies, qui consistent, ainsi que celles des salamandres, des têtards et des petits crapauds, en deux appendices situées aux parties latérales de la tête : leurs bords sont émargés, de manière que chacune d'elles ressemble, au microscope,

M

à une corne de cerf. Ces parties sont ordinaire
ment au nombre de six, trois de chaque côté
L'opinion commune est, qu'elles servent à la res
piration. Le sang ne circule que dans les vaisseau
situés dans le contour des branchies, si ce n'es
dans quelques petits rameaux qui s'étendent su
toute leur surface. Il part de l'origine de chaqu
branchie une artère qui, après avoir parcouru l
moitié de leur circonférence, se replie et pren
le caractère d'une veine qui se prolonge depui
l'autre moitié jusqu'à la tête de l'animal, où elle s
dérobe à la vue. Les globules sont élastiques; ca
ils changent de figure et s'alongent considérable
ment ; ils ont la même forme et le même volum
que ceux des salamandres adultes, avec cett
différence néanmoins qu'ils sont tous arrondis e
pointus (*Expér. LXVII.*). L'artère reçoit d'abor
plusieurs globules; mais dans l'endroit où elle s
replie et dégénère en veine, ces corpuscule
n'y pénètrent qu'un à un ; les autres parviennen
dans la veine par une voie plus courte, c'est-à-
dire, par les petites branches transversales qu
établissent, vers le milieu des branchies, un poin
de communication entre l'artère et la veine. Tel
sont la lenteur et l'éloignement réciproque de
globules des petites branches, qu'on distingu
facilement le changement de figure qu'ils éprou
vent. Leur volume est inférieur au calibre de

vaisseaux ; ils n'y éprouvent aucun frottement latéral ; mais à peine sont-ils parvenus au point où les rameaux offrent les courbures les plus irré-gulières, qu'ils s'alongent de manière à perdre la moitié de leur grosseur ; ils forment même un angle plus ou moins aigu, correspondant à celui du vaisseau, et reprennent ensuite la forme qu'ils avaient auparavant.

EXPÉRIENCE LXXIV.

Sur une raine-verte.

LA membrane qui tapisse l'intervalle des doigts, est parsemée d'un nombre infini de petits vais-seaux arteriels et veineux, dont les anastomoses sont très-visibles. L'animal ayant épuisé une par-tie de ses forces, le cœur entrait rarement en contraction. L'effet de la systole s'étendait néan-moins à toutes les ramifications de ces vaisseaux.

EXPÉRIENCE LXXV.

Sur plusieurs salamandres.

J'AVAIS cherché en vain les vaisseaux propres du cœur, c'est-à-dire, les coronaires : ce viscère devenait si rouge dans la diastole, que je ne pou-vais espérer de les voir, que lorsqu'il se con-tracte ; il ne m'avait cependant offert que les

traces imparfaites de quelques replis rougeâtres ;
qui s'enfonçaient à travers sa substance. J'ai vu
enfin sur une grosse salamandre plusieurs de ces
replis, se changer en autant de vaisseaux, dans
lesquels le sang se mouvait avec autant de vîtesse
dans la systole, que de lenteur pendant la diastole. Ces vaisseaux dont le nombre est très-considérable, m'ont paru recevoir à la fois plusieurs
globules. Je n'ai pu déterminer s'ils étaient veineux ou artériels. Il m'a semblé néanmoins que
du côté de l'aorte, le sang se dirigeait de la pointe
à la base du cœur.

L'expérience m'ayant appris que je devais
chercher les vaisseaux coronaires chez les salamandres les plus grosses, j'ai fait sur ces animaux
un grand nombre de recherches, qui m'ont donné
les mêmes résultats. Je dois prévenir le lecteur
que la lumière immédiate du soleil n'est pas suffisante, et qu'on a besoin d'un rayon qui fasse
ressortir davantage ces profonds vaisseaux, c'est-
à-dire d'une lentille. En outre si l'observateur n'a
pas une bonne vue, il se décourage et se laisse
éblouir par une aussi vive lumière.

EXPÉRIENCE LXXV *bis*.

Lorsque la salamandre est préparée depuis
peu de temps, le sang circule quelquefois plus
lentement dans les petits rameaux que dans les

vaisseaux moyens (*Exp. LII*) : mais dans la suite cette inégalité devient moins sensible, ou plutôt augmente, à proportion que les forces de l'animal s'épuisent. Ainsi le sang qui a pendant douze minutes un cours différent dans les vaisseaux moyens et petits de l'estomac, du mésentére et des intestins, conserve pendant long-temps la même vélocité dans ceux du second ordre, se ralentit peu à peu dans les petits, y cesse même après deux heures, toute espèce de mouvement.

EXPÉRIENCE LXXVI.

Sur trois salamandres.

JE me suis apperçu que cette différence de mouvement n'avait pas lieu dans tous les vaisseaux de la salamandre, par exemple, dans ceux de la vessie urinaire, parsemée d'un nombre prodigieux de petites artères, où le sang coule pendant plus de treize heures avec la même vîtesse que dans les moyennes.

EXPERIENCE LXXVII.

J'AI déjà parlé (*Exp. LIII*) de cet entrelacement de petits vaisseaux situés au milieu des taches jaunâtres qui recouvrent une partie du ventre et de la poitrine des salamandres. Ayant observé que le sang s'y mouvait pendant quelque temps avec rapidité, j'ai cherché à comparer la durée de ce mouvement avec celle du fluide renfermé dans plusieurs autres petits vaisseaux placés sur l'estomac, les intestins, les ovaires, &c. Le résultat est, que la circulation s'arrête dans ces derniers après une heure et trois quarts, et qu'elle se maintient pendant autres deux heures dans les artères et les veines de taches jaunes.

EXPÉRIENCE LXXVIII.

DESIRANT connaître si la circulation cesse dans les vaisseaux voisins du cœur, plutôt que dans ceux qui en sont éloignés, j'ai mis en parallèle les artères et les veines qui se distribuent dans les points jaunâtres de la poitrine et de la queue; le sang m'a offert pendant long-temps une égale vélocité; son mouvement s'est enfin arrêté plus tard dans les seconds que dans les premiers.

EXPÉRIENCE LXXIX.

LES résultats ont été les mêmes que dans l'expérience précédente : la circulation s'est arrêtée plutôt dans les vaisseaux situés à l'extrémité de la queue, que dans ceux qui se trouvaient à son origine.

EXPÉRIENCE LXXX.

CURIEUX d'observer l'effet que produirait sur la circulation la suspension momentanée de l'action du cœur, je l'ai comprimé avec le doigt, de manière qu'il ne pouvait se contracter ni se dilater. Le sang a d'abord ralenti son cours dans une artère et dans une veine ; il a cessé un instant après de se mouvoir ; mais à peine la compression a-t-elle été levée, qu'il a repris sa première vîtesse.

La contraction du cœur suspendue de la même manière, a également arrêté le cours du sang dans plusieurs autres vaisseaux d'un moindre calibre, sans excepter même ceux d'un seul globule ; avec cette différence néanmoins que la circulation cessait plus tard dans les veines que dans les artères, qui à leur tour reprenaient les premières, le mouvement communiqué par la puissance du cœur.

EXPÉRIENCE LXXXI.

L'INACTIVITÉ du cœur s'étendait après trois secondes, aux vaisseaux qui rampent sur les taches dorées du bas-ventre : la circulation y reparaissait, après avoir levé l'obstacle qui s'opposait au mouvement du ventricule et de l'oreillette. Si je ne suspendais qu'à moitié le développement de leurs contractions, le sang éprouvait seulement un ralentissement plus ou moins considérable, suivant le degré de compression.

EXPÉRIENCE LXXXII.

A peine le cœur a eu cessé de se contracter, que la circulation s'est arrêtée dans l'artère pulmonaire, et ralentie dans une petite veine de la vésicule du fiel, où elle ne s'est maintenue que pendant sept secondes. Le cœur ayant recouvré son premier mouvement, le cours du sang a reparu à l'instant dans l'artère, et quelques secondes plus tard dans la petite veine.

EXPÉRIENCE LXXXIII.

L'EXPÉRIENCE précédente ayant été répétée sur les veines moyennes des poumons et du mésentère, le sang a cessé et repris à la fois dans les unes et les autres son mouvement ordinaire.

EXPÉRIENCE LXXXIV.

Sur deux salamandres.

LA ligature du tronc de l'aorte a suspendu le cours du sang dans l'universalité du système vasculaire : six minutes après, j'ai coupé le lien, et la circulation s'est manifestée à l'instant dans tous les vaisseaux artériels et veineux.

EXPÉRIENCE LXXXV.

L'EXPÉRIENCE précédente ayant été répétée, le sang a repris après trois quarts d'heure, un cours d'abord lent, ensuite très-rapide.

EXPERIENCE LXXXVI.

Sur deux salamandres.

LA circulation suspendue depuis quinze heures, au moyen d'une ligature faite au tronc de l'aorte, s'est ranimée, après la rupture du lien, dans les gros vaisseaux ; mais elle a conservé une parfaite immobilité dans la plupart des petites ramifications.

Le sang a repris, après avoir été immobile pendant vingt heures, son premier mouvement.

SECTION III.

Des phénomènes de la circulation observée dans les grosses et les moyennes artères.

EXPÉRIENCE LXXXVII.

Sur plusieurs salamandres.

ON trouve immédiatement au dessous du péritoine, une veine remarquable non seulement par sa grosseur, mais parce qu'elle ne reçoit aucun rameau pendant l'espace d'environ un pouce. La circulation y est si apparente, que l'œil peut la distinguer à la simple lumière, sans aucun microscope. Cette veine d'une forme cylindrique, est visible depuis la base de la queue jusqu'au foie, dans lequel elle se perd. Si la préparation ne produit pas sur l'animal une secousse trop violente, le sang coule avec une égale vélocité dans toute l'étendue de ce vaisseau : mais s'il en résulte une forte agitation, son cours se dérange au point qu'il est souvent plus rapide à l'origine de la veine qu'à sa terminaison.

EXPÉRIENCE LXXXVIII.

CETTE veine avait encore de particulier, qu'elle renfermait une quantité infinie de petites bulles gazeuses, qui se dirigeaient de la queue au foie. La plupart étaient d'une grosseur si considérable, qu'elles remplissaient le canal de la veine : il en résultait un frottement latéral qui affaiblissait leur vélocité. Lorsque la salamandre remuait la queue, la densité des bulles paraissait augmenter. Il s'échappait par l'ouverture d'un rameau, quelques gouttes de sang.

EXPÉRIENCE LXXXIX.

CE vaisseau m'a fait naître l'idée de répéter une expérience que j'avais faite sur les artères, c'est - à - dire , si les globules ont un mouvement intestin ou bien de tournoiement. Quoique je les aie examinés en différens temps et dans plusieurs vaisseaux , ils ne m'ont jamais paru céder qu'à la seule impulsion de la circulation du sang.

EXPÉRIENCE XC.

Sur plusieurs salamandres.

LA circulation est moins rapide dans la veine du péritoine que dans celles du poumon. (*Exp. LXXXVII.*) Le sang coule dans ces dernières avec la même vélocité que dans les artères satellites.

Les veines pulmonaires considérées dans l'universalité de leur distribution ont une figure conique ; mais les portions situées entre les rameaux sont cylindriques.

Les veines pulmonaires surpassent ordinairement en grosseur les artères compagnes.

EXPÉRIENCE XCI.

Sur deux salamandres.

LE sang des veines pulmonaires était plus rouge que celui des artères satellites. Mais cette différence provenait de ce que les veines pourvues d'un calibre supérieur à celui des artères , contenaient une plus grande quantité de globules : en effet en examinant ces vaisseaux dans les points où ils avaient un semblable diamètre, le sang paraissait également coloré. On peut voir sans microscope la circulation du sang dans les veines du poumon, en exposant ce viscère à la lumière immédiate du soleil.

Le sang des veines pulmonaires augmente de vélocité, à mesure qu'il s'approche du tronc. Les rameaux qui s'y anastomosent, forment avec lui un angle droit ou aigu. Cependant les ang conserve en passant des rameaux, dans le tronc, sa vîtesse ordinaire.

Les poumons s'étant considérablement affaissés à la suite d'une légère piqûre, le sang s'est de suite arrêté dans plusieurs rameaux, et a perdu dans le tronc la plus grande quantité de son mouvement.

EXPÉRIENCE XCII.

J'AI reçu dans deux verres de montre quelques gouttes de sang fournies par l'aorte et la veine cave d'une salamandre vivante. La rougeur et la densité de l'un et de l'autre fluide m'ont paru les mêmes : ils se sont également desséchés, et leur trituration a donné une poudre composée des mêmes élémens.

EXPÉRIENCE XCIII.

LE diamètre de la veine axillaire est de beaucoup plus gros que celui de l'artère correspondante : le sang coule avec la même rapidité, dans l'endroit où l'une sort du bras et l'autre y commence son trajet. Cette vélocité est égale ou peu inférieure à celle du fluide pulmonaire.

EXPÉRIENCE XCIV..

LE voile du palais présente un peu au-dessous du globe de l'œil deux veines parallèles : le sang y circule avec la même rapidité que dans les vaisseaux pulmonaires.

EXPÉRIENCE XCV.

LES tégumens de la poitrine et du ventre recouvrent de chaque côté une longue veine longitudinale, qui s'anastomose avec plusieurs vaisseaux latéraux. Son calibre d'abord assez étroit, augmente à proportion qu'elle reçoit un plus grand nombre des rameaux. La circulation s'accroît en raison de la grosseur du vaisseau : elle égale presque dans la portion la plus considérable de son diamètre, la vîtesse du fluide artériel et veineux des poumons.

EXPÉRIENCE XCVI.

LE tronc des veines mésentériques ainsi que les portions comprises entre les rameaux auxquels ils donnent origine, ont une figure cylindrique. Ces veines sont infiniment plus nombreuses et plus grosses que les artères satellites. Le sang circule plus rapidement dans le tronc que dans les branches. A diamètre égal, le fluide artériel et veineux a la même vîtesse et la même couleur.

EXPÉRIENCE XCVII.

Sur plusieurs salamandres et grenouilles.

LE sang coule chez les salamandres avec plus de vélocité dans les veines des poumons que dans celles du mésentère ; ces dernières se ramifient sur les intestins de mille manières différentes, sans que la circulation perde aucun degré de vîtesse.

Je me suis servi de l'appareil des crochets, dans l'examen des vaisseaux mésentériques de cinq grenouilles. Le sang se mouvait plus rapidement dans les artères que dans les veines de deux mésentères ; il avait dans deux autres une vélocité diamétralement opposée ; il circulait avec une égale vîtesse dans quelques vaisseaux artériels et veineux du cinquième mésentère.

Ces différences m'ayant donné la curiosité d'exa-

miner le mésentère d'un pareil nombre de grenouilles laissé dans sa position naturelle , toutes
les cinq m'ont présenté une égalité de mouvement dans le sang veineux et artériel.

EXPÉRIENCE XCVIII.

J'ai ajouté des courbures artificielles aux naturelles (*Exp. xcvii.*) : le sang pouvait facilement passer des unes aux autres. Telle était leur
disposition , qu'elles formaient tantôt un simple
contour , tantôt un angle plus ou moins aigu ou
obtus. Il était en mon pouvoir d'imprimer au
fluide veineux une direction conforme ou contraire à son mouvement ordinaire ; malgré la diversité d'un aussi grand nombre de plis et de replis , il a toujours circulé avec la même vélocité.

EXPÉRIENCE XCIX.

Les globules des veines mésentériques , ne
m'ont paru jouir d'aucun mouvement intestin ou
de tournoiement ; ils se mouvaient plus rapidement au milieu du vaisseau , qu'autour de ses parois , sur-tout si la circulation se faisait avec lenteur. Quoiqu'une de ces veines eût un diamètre
assez considérable , le sang y conservait à peine
quelques restes de mouvement ; il n'était même
sensible que dans la série des globules correspondante à l'axe du canal ; ceux qui touchaient les

bords, gardaient le plus parfait repos. Le mésentère était soumis à l'appareil des crochets et éclairé par la lumière réfractée ; car l'expérience réussit mieux avec ce procédé.

Le sang oscillait dans plusieurs veines mésentériques ; il circulait lentement dans quelques autres. On a déjà parlé de ces irrégularités, lorsque le mésentère est déplacé et tendu avec des épingles. Les globules qui côtoyaient les bords des vaisseaux, changeaient à peine de place ; ceux de l'axe se mouvaient au contraire avec quelque vîtesse : les premiers perdaient en outre, avant les seconds, le mouvement dont ils étaient agités.

EXPÉRIENCE C.

LE tronc de la veine mésentérique ayant été accidentellement ouvert, il y est resté si peu de sang, que j'ai pu distinguer facilement les globules latéraux d'avec ceux du milieu. Les seconds avaient un cours plus rapide que les premiers.

EXPÉRIENCE CI.

CURIEUX d'observer si les artères étaient soumises à la même loi, j'ai choisi les deux plus grosses du mésentère : la circulation y était si rapide, qu'il m'a fallu attendre qu'elle ait un peu diminué. Environ trois heures après le sang s'arrêtait

rêtait pendant la diastole et s'avançait pendant la systole du cœur. J'ai saisi le dernier instant de la progression de ce liquide, pour examiner le mouvement des globules : il cessait plutôt dans la circonférence, que dans l'axe du vaisseau. Trois quarts-d'heure plus tard, le fluide artériel rétrogradait dans la diastole, et les globules du milieu étaient assujétis les premiers à cette direction.

EXPÉRIENCE CII.

Sur plusieurs salamandres.

J'AI répété l'expérience relative à la vélocité du sang dans le tronc et les veines du mésentère (*Exp. XCVI*). Je laissais les salamandres sur la potence, jusqu'à ce que la circulation fût sur le point de s'arrêter. Le sang alors se mouvait à peine dans trois ou quatre veines de quelques mésentères ; tandis qu'il avait dans leurs troncs, une rapidité d'autant plus grande qu'il s'approchait du cœur.

EXPÉRIENCE CIII.

LE diamètre du tronc veineux mésentérique est deux fois plus petit que celui de toutes ses branches. Il en est de même du calibre de chaque veine mésentérique, comparé avec celui des rameaux.

N

EXPÉRIENCE CIV.

UNE veine mésentérique s'était accidentellement rétrécie, au point de laisser à peine pénétrer quelques globules. Le sang augmentait de vîtesse en traversant ce détroit ; mais à peine l'avait-il dépassé, qu'il reprenait son premier mouvement.

Il se formait de temps en temps dans la portion rétrécie du vaisseau plusieurs bulles d'air qui suivaient le torrent de la circulation.

EXPÉRIENCE CV.

Sur plusieurs salamandres.

JE croyais, d'après ces expériences, que le sang contenait rarement des bulles d'air ; mais d'autres recherches m'ont appris qu'il était facile, et même en notre pouvoir de les faire naître et d'en augmenter la quantité. Si l'on déploye le mésentère de manière que l'œil, armé d'un microscope, voie à-la-fois toutes les veines qui se distribuent dans cette membrane et dans les intestins, et qu'on les touche ensuite légèrement avec une pince, l'on aura aussi-tôt l'agréable spectacle d'une infinité de bulles gazeuses, semblables à de petites sphères alongées qui, remplissant presque toute la cavité des vaisseaux, se dirigent avec lenteur vers le mésentère ; mais à proportion que les veines grossissent, ces molécules augmentent de vîtesse, et leur figure devient plus arrondie ; elles prennent même une forme entièrement sphérique, et se meuvent avec la même vélocité que le fluide qui leur sert de véhicule , dans le tronc mésentérique où elles arrivent, l'une après l'autre, avec la plus grande rapidité. Quoique ces bulles présentent (à raison de la pression latérale) un égal volume, il en est cependant de plus petites les unes que les autres ; mais elles sont toutes infiniment plus grosses que les globules rouges du sang.

Si l'on cesse d'irriter les intestins et le mésentère , les bulles d'air diminuent peu à peu de nombre, et souvent disparaissent tout-à-fait. Mais en tourmentant de nouveau ces parties , elles reparaissent , et ne se montrent même que dans l'endroit où l'on a borné l'excitation.

EXPÉRIENCE CVI.

Il part de la rate trois rameaux, dont la réunion forme la veine de ce viscère. Après avoir reçu une autre branche qui vient de l'estomac, elle s'anastomose avec le tronc veineux mésentérique. Ce vaisseau m'a paru d'abord être une artère ; car le sang, au lieu de couler des rameaux dans le tronc, passait du tronc aux rameaux, et se déchargeait entièrement dans l'intérieur de la rate. Mais je n'ai pas tardé à m'appercevoir que mon erreur provenait de ce que j'avais renversé ce viscère ; de manière que le sang s'était arrêté dans ce vaisseau, tandis qu'il circulait dans le tronc veineux avec une rapidité qui se communiquant au fluide contenu dans la veine splénique, le forçait à rétrograder dans les rameaux, et des rameaux dans la rate. En effet, en la replaçant dans sa situation naturelle, le sang a repris son véritable cours, c'est-à-dire, de la rate aux rameaux, des rameaux à la veine, et de la veine au tronc mésentérique. Il avait dans la veine splénique un mouvement plus rapide que dans ses ramifications.

EXPÉRIENCE CVII.

Sur deux salamandres.

CETTE lenteur pouvant dépendre du déplacement de la rate, j'ai répété l'expérience précédente sur deux autres salamandres, sans déranger ce viscère de sa position naturelle; mais la circulation n'a été ni plus ni moins rapide. Je n'avais encore trouvé aucune veine dans laquelle le sang coulât avec moins de vélocité.

EXPÉRIENCE CVIII.

Sur cinq salamandres.

LE sang a un cours aussi lent dans les veines moyennes du foie. Il part de l'extrémité de ses lobes plusieurs petits rameaux qui, après avoir rampé à découvert sur la surface de ce viscère, forment, par la réunion de plusieurs autres branches, une veine d'une grosseur moyenne, qu'on ne peut bien voir, à raison de la couleur foncée du foie, qu'avec une vive lumière. Le sang m'a paru s'y mouvoir avec une vélocité trois fois moindre que dans les veines mésentériques.

Cette expérience ayant été répétée sur le foie de quatre autres salamandres, le résultat n'a pas été constamment le même. Cependant le sang a toujours eu dans les veines mésentériques un mouvement plus rapide que dans les veines hépatiques.

EXPÉRIENCE CIX.

Sur trois salamandres.

LE sang est rapporté au cœur par la veine cave supérieure et inférieure. La première se compose de deux troncs : l'un et l'autre s'anastomosent avec deux rameaux qui proviennent en grande

N 3

partie de la veine axillaire. Le cœur est situé a
milieu des deux troncs : le gauche a un diamètr
plus étendu que le droit.

La veine cave inférieure est beaucoup plu
grosse que les deux troncs réunis de la supérieure
On peut dire qu'elle reçoit la plus grande parti
du sang de l'animal. Elle tire son origine de l'ex
trémité de la queue ; parvenue dans l'abdomen
où son calibre est très-considérable (à raisor
des nombreuses ramifications qu'elle a reçue
dans son trajet), elle s'implante et se cache dan
le foie , d'où elle sort divisée en un double rameau , qui , après s'être réuni en un seul tronc
où parvient le sang des veines pulmonaires, aboutit à l'oreillette du cœur.

Les parois de cette grande veine sont parsemées de petits vaisseaux dont je n'ai pu distinguer
l'ordre et l'espèce.

Les deux veines caves ayant des membranes
plus subtiles que l'aorte descendante , rendent le
cours du sang plus sensible.

EXPÉRIENCE CX.

Sur quatre salamandres.

Quoiqu'un grand nombre de rameaux s'anastomosent avec la veine cave inférieure, la circulation ne s'y fait point avec plus de rapidité que

dans les veines moyennes du mésentère. Il en est de même de la veine cave supérieure. Le sang du tronc des deux veines caves circule et pénètre par jets alternatifs dans l'oreillette du cœur. Ces vaisseaux ont un mouvement de pulsation correspondant à leur grosseur. Lorsqu'ils se contractent, leur diamètre diminue, et le sang passe rapidement dans l'oreillette ; mais celle-ci s'opposant par la systole à l'entrée de toute la colonne de ce liquide, une partie du sang est obligée de refluer dans les veines caves, où il s'arrête ou rétrograde, suivant les degrés de force ou de faiblesse de l'animal.

EXPÉRIENCE CXI.

La plupart des veines qui s'anastomosent avec la veine cave inférieure sont très-petites en comparaison du tronc ; ainsi les rameaux qui partent, au nombre de quatre, de l'ovaire gauche des salamandres femelles, ont un diamètre très-étroit. La veine cave inférieure est seize fois plus grosse que deux de ces rameaux : le calibre des autres est encore moins considérable ; il m'a paru même cent vingt fois plus petit dans le quatrième que dans la veine cave.

Les salamandres mâles ne sont pas dépourvues de semblables vaisseaux, qui tirent leur origine des testicules. L'un de ces vaisseaux a une grosseur égale à celle du quatrième rameau des salamandres femelles. Le sang se meut dans ces veines avec la même rapidité que dans la veine cave ; il ne perd même point de sa vîtesse, en entrant dans cette dernière, quoiqu'elle fasse avec plusieurs rameaux un angle de plus de quatre-vingts degrés. En augmentant ou diminuant le nombre des angles, et les rendant droits, aigus ou obtus, au moyen du déplacement des parties auxquelles les rameaux étaient attachés, il en résultait d'abord quelques irrégularités dans la circulation ; mais elle reprenait bientôt sa première vélocité, sans que la différence des courbures et des angles apportât ensuite le moindre changement dans son mouvement.

EXPÉRIENCE CXII.

LES parois du tronc de l'aorte sont parsemées de plusieurs petites veines, dont la réunion en un seul tronc offre de particulier, que le sang y circule par jets interrompus et opposés à la direction du fluide artériel. Toutes les fois que l'aorte se dilate, le sang s'arrête dans la veine et dans ses branches ; il reprend son mouvement dans la systole, passant alors avec rapidité des ramifications au petit tronc.

EXPÉRIENCE CXIII.

Sur deux salamandres.

CETTE petite veine, parvenue à l'origine de l'aorte, s'anastomose près du cœur avec un des troncs de la cave supérieure : le sang qu'elle y verse, poussé par la contraction de l'aorte, se fraie un chemin à travers celui dont le tronc est rempli ; d'où résulte une espèce de jet, qui s'alonge et s'élargit lorsque l'aorte se contracte, et diminue de longueur et de volume pendant la dilatation de ce vaisseau. On pourrait comparer ce jet à certaines sources qui s'élevant d'un endroit recouvert d'eau, forment au milieu de l'onde même, des petits faisceaux frappés d'un mouvement intestin, ou de bouillonnement.

Le diamètre du tronc de la veine cave supérieure est à celui de la petite veine comme 235 à 1.

EXPÉRIENCE CXIV.

DEUX veines moyennes reçoivent près du cœur, l'une un rameau vingt-cinq fois plus petit, l'autre trois branches qui ont chacune un diamètre quarante fois moindre. Quoique ces veines forment entr'elles des angles très-aigus, le sang conserve en passant des unes aux autres son premier mouvement.

Quoique cette observation regarde les veines moyennes, j'ai cru cependant devoir la rapporter ici, parce qu'elle tend à confirmer le résultat des expériences CXI et CXIII.

SECTION IV.

Des phénomènes de la circulation observée dans le systême entier des vaisseaux du poussin pendant toute la couvée de l'œuf.

EXPÉRIENCE CXV.

Quarante heures de couvée. Sur quatre œufs.

ON apperçoit déjà les vaisseaux ombilicaux de la membrane qui enveloppe le blanc de l'œuf. Les artères, ainsi que les veines, sont au nombre de deux : les dernières correspondent aux extrémités du poussin, qui ressemble à un vermisseau ; les premières traversent toute l'étendue de son corps. Le sang, qui tire sur un rouge jaunâtre, se meut avec lenteur. Le rouge prédomine à mesure que les vaisseaux augmentent de diamètre, c'est à-dire, qu'ils s'approchent du cœur. Ce viscère se soustrait à la vue pendant la systole, tant il devient pâle ; mais il prend dans la diastole une teinte rougeâtre qui le rend très - visible. Ses contractions sont fréquentes. Le sang circule par jets, avançant dans la systole, et s'arrêtant dans la diastole.

Il s'était à peine écoulé quinze minutes, que le cœur a cessé de battre ; le sang a aussi discontinué son mouvement. Tous les vaisseaux restent pleins de ce liquide. Les molécules dont il se compose ont déjà une forme globuleuse, et la même grosseur qu'après avoir acquis un rouge vif et pourpré.

S'il se rompt un vaisseau, n'importe de quel ordre et dans quelle partie, le sang s'échappe, et prend, en s'amoncelant autour de l'ouverture, une couleur rougeâtre.

Il ne m'a pas été possible de voir, avant la quarantième heure, la circulation du sang.

EXPÉRIENCE CXVI.

Deux jours et quatre heures de couvée. Sur cinq œufs.

LE cœur bat très-fréquemment. Il est situé comme au milieu d'un cercle, à la circonférence duquel aboutissent les ramifications des deux artères. Le sang, après en avoir parcouru une certaine étendue, retourne vers le cœur, au moyen de plusieurs petites veines qui partent de la même circonférence. Leur réunion forme les deux veines principales. La circulation s'y fait avec plus de rapidité que dans les rameaux.

Cependant toutes les ramifications artérielles ne se prolongent pas jusqu'à la circonférence ; quelques-unes suivent auparavant une marche rétrograde , et dégénèrent ainsi en veines qui retournent au cœur.

Le sang se mouvant par jets dans les deux artères, parcourt dans la systole un espace moins long que pendant l'expérience précédente ; mais il s'arrête à chaque diastole , et reprend son cours dans la systole qui suit. Ce fluide conserve alors, dans les branches et les rameaux qui partent de la circonférence , l'impulsion communiquée au tronc ; mais il ralentit sa vîtesse dans le commencement des ramifications qui n'aboutissent pas jusqu'à ce point. Il perd même ce surcroît de mouvement à proportion qu'il s'en éloigne , ayant alors un cours uniforme, mais très-lent. On peut dire qu'il coule avec une égale vélocité dans la terminaison des artères , et dans l'origine des veines.

Le sang présente une couleur jaunâtre dans les extrémités des vaisseaux , rougeâtre vers le milieu , d'un rouge foncé près du cœur. Les globules ne suivent aucun mouvement intestin ni de tournoiement.

EXPÉRIENCE CXVII.

Trois jours de couvée. Sur trois œufs.

LES quatre vaisseaux ombilicaux se sont accrus dans toutes les proportions. Il en est de même du cœur, qui imprime au sang artériel un mouvement plus rapide ; aussi ce fluide parcourt à chaque systole un espace beaucoup plus grand que pendant le second jour. Il conserve en outre, dans la diastole , quelques degrés de mouvement.

Le sang a par-tout une couleur rouge, si ce n'est qu'elle est moins vive dans les petits rameaux. Le cœur devient très-rouge dans la diastole ; il ne se décolore pas tout-à-fait lorsqu'il se contracte , à moins que le sang ne commence à s'arrêter dans les vaisseaux capillaires.

Les deux artères sont en partie recouvertes par deux veines, semblables au lierre dont le tronc et les rameaux embrassent la tige et les branches d'un arbrisseau. Les dernières ramifications de ces veines tirent leur origine, les unes de la circonférence, les autres des terminaisons artérielles, sans qu'on puisse déterminer le point de leur anastomose.

Il s'est aussi développé plusieurs autres petites veines qui, après s'être réunies avec les rameaux artériels, se perdent isolément au-dessous du corps du poussin. Tel est le diamètre des artères qui se changent en veines, qu'il ne passe des unes aux autrés que quatre ou cinq globules à-la-fois. Le sang veineux et artériel a la même couleur.

EXPÉRIENCE CXVIII.

Trois jours et quatre heures de couvée. Sur cinq œufs.

LES veines situées au-dessus des artères les recouvrent au point de cacher les troncs et une grande partie des branches ; et l'on ne peut voir la circulation que dans les plus petites ramifications artérielles. Le sang circule dans les rameaux avec plus de vîtesse pendant la systole que pendant la diastole; mais son cours est uniforme dans les petits rameaux. Les deux veines qui partent des extrémités du poussin (*Exp. cxv.*), sont cylindriques; le sang s'y meut avec une égale vélocité; mais celles qui serpentent sur les artères, n'ont une semblable figure que dans les portions situées entre les rameaux, et la circulation y est d'autant plus rapide qu'elles s'approchent du cœur.

Les six vaisseaux, c'est-à-dire, les deux artères et les quatre veines, sont faiblement colorés ; mais le cœur est très-rouge, sur-tout lorsqu'il se dilate.

Une heure après, le cœur est resté immobile ;

un instant plus tard le sang artériel, et ensuite le fluide veineux, ont cessé de se mouvoir. Le retour de l'action du cœur (qui s'opère spontanément ou en touchant cet organe, ou en remuant simplement la machine anatomique) rétablit à l'instant la circulation ; les vaisseaux restent remplis de sang après son entière immobilité, à l'exception des plus petits, qui souvent disparaissent à la vue.

EXPÉRIENCE CXIX.

Pendant la même heure. Sur deux œufs.

LES phénomènes ont été les mêmes que dans l'expérience précédente, si ce n'est que la couvée paraissant plus avancée, le sang a une couleur plus vive et un mouvement plus rapide : les vaisseaux sont aussi plus gros. On commence à distinguer l'allantoïde parsemée de petites veines dans lesquelles le sang circule avec rapidité.

EXPÉRIENCE CXX.

Pendant la même heure. Sur un œuf.

J'AI de nouveau observé les phénomènes de la circulation lorsque les forces du cœur sont déjà épuisées : il ne se contractait depuis une heure et demie qu'à l'aide d'un stimulus. Après l'avoir laissé en repos pendant six, neuf, et même douze minutes, je réveillais son excitabilité, et le sang qui s'était arrêté pendant tout ce temps, reprenait de suite son cours, qu'il continuait jusqu'à ce que le cœur eût cessé de se mouvoir. Je l'ai encore fortement irrité après dix-neuf minutes d'immobilité; mais il ne s'est dilaté que trois ou quatre fois, et la circulation s'est ranimée très-faiblement.

EXPÉRIENCE CXXI.

Trois jours et demi de couvée. Sur cinq œufs.

Le cœur devient très-rouge dans la diastole. Le sang se meut par jets dans toute l'étendue des artères, et dans l'origine de quelques veines.

Les artères se changent en veines de la manière suivante. Quelques artères, parvennes à une distance plus ou moins éloignée du cœur, se replient, et rétrogradent vers ce viscère; d'autres s'anastomosent avec une veine, quelquefois beaucoup plus grosse. Ici deux artères produisent un rameau veineux qui se dirige de suite vers le cœur; là, deux ou trois branches artérielles donnent origine à une veine qui, après avoir formé plusieurs ramifications, se réunit en un seul tronc.

Quelle que soit, dans ce passage des artères aux veines, la diversité des plis et des replis,

des

des angles et des sinuosités, le sang n'y éprouve aucune espèce de retard.

On ne peut établir aucune comparaison entre la vélocité du sang artériel et veineux : le premier circule à chaque systole avec plus de vîtesse que le second : c'est l'inverse pendant la diastole du cœur.

Le cœur ne cesse de battre depuis une heure et demie. La circonférence où les vaisseaux se términent n'est presque plus visible ; le sang s'arrête ou coule avec une extrême lenteur dans l'endroit où elle frappe encore la vue : il offre au contraire un cours assez rapide dans les vaisseaux moins éloignés du cœur.

Le cœur se meut pendant deux autres heures avec interruption, et le sang circule et stagne tour-à-tour. L'artériel s'arrête plutôt que le veineux ; celui-ci éprouve alors les mêmes retards que le premier fluide. La raison en est, sans doute, que l'interválle des contractions étant plus long, le mouvement ne peut que se ralentir dans le système veineux.

EXPÉRIENCE CXXII.

Pendant la même heure. Sur deux œufs.

SOUPÇONNANT que les jets du sang artériel pouvaient dépendre de l'impression immédiate de l'air, j'ai répété l'expérience précédente, sans déchirer la membrane située entre le jaune et le blanc de l'œuf ; car l'épaisseur de ses tuniques ne dérobe pas entièrement à la vue l'action du cœur et des vaisseaux : cependant le résultat n'a pas été différent.

EXPÉRIENCE CXXIII.

Quatre jours de couvée. Sur un œuf.

LE sang ne m'avait encore paru aussi rouge ni aussi rapide ; il s'en faut bien néanmoins que sa vîtesse égale celle de la circulation dans les grenouilles , les salamandres, &c. &c. &c. Les vaisseaux ombilicaux dont la distribution se bornait à la base de l'œuf, l'ont tellement dépassée, que ne pouvant plus les voir tous à-la-fois, je suis obligé de les examiner séparément. Quel que soit l'angle d'une branche fournie par l'une des deux veines situées au-dessus des artères, le sang passe de l'une à l'autre avec un mouvement égal ; il oscille dans une autre veine ; il rétrograde dans quelques-uns de ses rameaux, il stagne dans les dernières ramifications. Toutes ces irrégularités ne peuvent provenir que de quelques lésions survenues pendant la préparation.

EXPÉRIENCE CXXIV.

Pendant la même heure. Sur deux œufs.

LES résultats ont été les mêmes que dans l'expérience précédente. Cependant il ne s'est manifesté aucune des irrégularités qui y sont notées ; je ne trouve jusqu'à présent aucun vestige de lymphe dans le sang. Tous les globules se meuvent, sans laisser entr'eux aucune distance sensible ; ils sont d'un rouge pâle.

EXPÉRIENCE CXXV.

Quatre jours et six heures de couvée. Sur deux œufs.

LE globe externe de l'œil déjà très-apparent, est parsemé de plusieurs petits vaisseaux ; leurs tuniques sont si épaisses, qu'on ne peut voir la circulation, et par conséquent assigner leur genre veineux ou artériel.

La circulation se fait à la circonférence de la manière suivante. Le sang qu'une infinité d'artères y versent, est rapporté au cœur avec une égale vélocité par un nombre prodigieux de veines ; leur diamètre est trois à quatre fois moindre que celui de la circonférence, où le sang offre un cours uniforme, mais opposé, suivant qu'il pénètre dans les artères ou dans les veines.

EXPÉRIENCE CXXVI.

Cinq jours de couvée. Sur un œuf.

C'EST la première fois que le poussin, frappé par un rayon solaire, a remué ses membres. La circulation est désormais aussi rapide dans les quatre veines ombilicales que dans le système vasculaire des animaux à sang froid.

L'allantoïde beaucoup plus considérable est entièrement vasculeuse; le cours du sang permet de distinguer les veines d'avec les artères : celles-ci se prolongent jusqu'au-delà de l'allantoïde, où elles dégénèrent en autant de veines qui se terminent dans le point où ce réservoir communique avec le poussin. Le sang coule dans ses veines avec une égale rapidité; il se meut par jets dans les artères qui leur ont donné origine.

La circulation s'est maintenue dans cet œuf pendant deux heures et un quart : elle a cessé dans les vaisseaux de la périphérie plutôt que dans ceux du centre; ils sont tous, à l'exception des ramifications les plus subtiles, remplis de sang.

EXPÉRIENCE CXXVII.

Pendant la même heure. Sur un œuf.

CET œuf présente, outre les phénomènes déjà rapportés, 1°. un nombre infini de petits vaisseaux qui entrelacent tout le corps du poussin ; 2°. un nouvel ensemble de plis et de replis, qui n'augmentent ni diminuent le cours du sang ; 3°. une telle épaisseur dans les membranes des quatre veines, qu'on peut y voir à peine la circulation ; 4°. une couleur plus foncée dans le sang, avec une vîtesse peut-être plus rapide que dans les grenouilles et les salamandres : enfin une vélocité remarquable dans les derniers rameaux artériels, et un mouvement uniforme dans le plus grand nombre des artères.

EXPÉRIENCE CXXVIII.

Pendant la même heure. Sur quatre œufs.

LA conformité des résultats avec ceux de l'expérience précédente, nous dispense de les rapporter.

EXPÉRIENCE CXXIX.

Six jours de couvée. Sur un œuf.

LA partie supérieure de la tête ressemble à une bulle d'air à moitié transparente : ses vaisseaux sont en très-grand nombre; on y voit à travers l'amnios le mouvement du sang : une des artères donne origine à plusieurs rameaux ; la circulation s'y fait par petits jets, d'autant moins sensibles, que les branches diminuent de capacité. Je n'ai pu découvrir le point où les artères s'anastomosent avec les veines.

J'ai déchiré l'amnios pour mieux observer les vaisseaux ; mais ils se sont presque tous rompus, à l'exception d'une vingtaine de petites veines, dont la réunion formait un tronc commun qui venait se perdre dans le tissu de la peau. Le sang avait dans le tronc un cours plus rapide que dans les ramifications. Il m'a été impossible de caractériser un petit vaisseau, qui s'étendait depuis la partie postérieure de l'œil jusqu'à la pupille.

EXPÉRIENCE CXXX.

Pendant la même heure. Sur un œuf.

L'OPACITÉ du plus gros des troncs veineux ne permet plus de voir la circulation, qui n'est apparente que dans les rameaux et leurs subdivisions. Le sang a une couleur très-rouge ; il circule avec la plus grande rapidité. Le poussin a creusé dans le jaune de l'œuf une petite cavité dans laquelle il s'est enfoncé : il y aboutit plusieurs vaisseaux artériels et veineux, dont la plupart ne laissent passer qu'une seule série de globules, qui se meuvent avec assez de vîtesse, quoiqu'ils soient à une certaine distance les uns des autres. Les petits rameaux ont une figure cylindrique ; les globules touchent presque leurs bords.

L'impulsion du cœur s'étend aux vaisseaux artériels et veineux.

J'ai rompu l'amnios et mis ainsi le poussin à découvert, sans déchirer aucune de ses parties : les extrémités déjà formées sont parsemées d'un grand nombre de petits vaisseaux : il part de chacune d'elles une veine qui vient se perdre dans le tronc de l'animal. La tête, le cou, le dos, et la queue sont pourvus d'une infinité d'artères et de veines, qui présentent les mêmes phénomènes que les vaisseaux de l'ombilic.

EXPÉRIENCE CXXXI.

Sept jours de couvée. Sur trois œufs.

Les appendices antérieures ont déjà la forme d'ailes, et les postérieures, celle de cuisses et de jambes. Le nombre des petits vaisseaux, ainsi que leur diamètre, a de beaucoup augmenté.

EXPÉRIENCE CXXXII.

Huit jours de couvée. Sur un œuf.

La membrane du jaune a ses vaisseaux propres situés au-dessous des artères et des veines ombilicales du blanc de l'œuf ; la circulation y est très-apparente.

Ces vaisseaux m'ont offert, après une heure et demie de l'examen le plus attentif, les mêmes phénomènes que dans les expériences précédentes : le bec et la partie inférieure de l'orbite sont séparés par deux vésicules, recouvertes en partie par des ramifications artérielles, dans lesquelles le sang circule par jets aussi rapides que fréquens.

EXPÉRIENCE CXXXIII.

Neuf jours de couvée. Sur un œuf.

La membrane du jaune de l'œuf est pourvue d'une grosse artère qui bat au point de lui imprimer un mouvement général. Ce vaisseau ressemble à un ver qui se plie et se replie. La circulation se fait par jets. L'artère reste remplie de sang dans la diastole et dans la systole. A ses parois est en quelque sorte collée une petite veine, dont les mouvemens sont manifestement troublés par le choc continuel qu'elle reçoit de l'artère : celle-ci fournit un rameau d'un diamètre trois fois moindre, dans lequel le sang se meut avec la même vîtesse que dans le tronc, quoique ces vaisseaux forment entr'eux un angle presque droit.

EXPÉRIENCE CXXXIV.

Pendant la même heure. Sur deux œufs.

MON but était de savoir si le fluide artériel s'arrête plutôt que le veineux. La circulation se ralentit et cesse également dans les artères et les veines de la tunique du blanc de l'œuf. Il en est de même des vaisseaux de la membrane du jaune. La lenteur du sang me permettant d'examiner s'il coule plus promptement dans le milieu du vaisseau qu'autour de ses parois, j'ai trouvé que ce fluide avait dans l'axe un mouvement plus rapide.

EXPÉRIENCE CXXXV.

Dix jours de couvée. Sur trois œufs.

IL rampe sur les doigts du poussin une petite artère qui, après avoir atteint leur extrémité, dégénère en une veine dont le tronc remonte sur le côté opposé. La réunion de ces veines, au nombre de quatre, forme sur le cou du pied un canal beaucoup plus gros, dans lequel le sang circule avec une vîtesse deux fois plus grande que dans les rameaux subalternes. L'accélération du fluide artériel s'étend jusqu'aux veines.

EXPÉRIENCE CXXXVI.

Onze jours de couvée. Sur un œuf.

OUTRE les faits indiqués dans l'expérience précédente, il s'est manifesté sur chaque doigt un réseau d'artères et de veines.

EXPÉRIENCE CXXXVII.

Douze jours de couvée. Sur un œuf.

IL s'est formé près de la prunelle de l'œil, plusieurs ramifications veineuses, d'où part une veine qui se distribue dans la prunelle même. Le sang stagne dans quelques rameaux, mais il circule dans la veine avec plus de vîtesse que dans les branches qui sont douées de mouvement.

L'espace qui sépare les deux yeux est occupé par un réseau de vaisseaux cutanés, qui offrent les uns un sang immobile, les autres une circulation languissante.

Le conduit externe de l'oreille est parsemé d'un nombre infini de petits vaisseaux d'où s'échappe une artère qui se ramifie sur la tête du poussin. Un plexus veineux forme au-dessous de l'organe auditif un tronc qui se perd dans la région du cou. Quoique l'œuf soit ouvert depuis une heure et trois quarts, le sang se meut dans ce tronc avec la plus grande rapidité.

EXPÉRIENCE CXXXVIII.

Treize jours de couvée. Sur un œuf.

LE diamètre des vaisseaux ombilicaux avait tellement augmenté, qu'ils remplissaient l'espace situé entre la base et la pointe de l'œuf. Ayant ouvert cette partie intermédiaire, j'y ai trouvé trois veines qui rapportaient le sang à l'angle obtus : elles ne s'anastomosaient dans une certaine étendue avec aucun vaisseau : le sang accélérait son cours lorsqu'elles recevaient de nouveaux rameaux.

Ayant rompu une plus grande portion de la coque de l'œuf, j'ai de suite apperçu une petite artère qui se changeait en une veine, dont le tronc se dirigeait vers le cœur, dans une direction parallèle au vaisseau qui lui avait donné origine, et sans recevoir aucune branche de communication. Leur mouvement n'a cessé d'être égal pendant trois quarts-d'heure; l'impulsion du cœur s'est ensuite manifestée dans le fluide artériel.

C'est la première fois que j'ai vu des bulles

aériformes dans les vaisseaux du poussin : il s'en formait de temps en temps quelques-unes , qui passaient rapidement des rameaux au tronc vei-neux où elles ne cessaient point d'être apparen-tes , quoique l'opacité des membranes ne permît plus d'observer le mouvement du sang.

EXPÉRIENCE CXXXIX.

Quatorze jours de couvée. Sur un œuf.

I L n'est plus permis de voir la circulation dans les vaisseaux du tronc déjà couvert de poils. Le cou seul encore nud, laisse appercevoir une grosse veine dans laquelle le sang se meut avec rapidité , bien que le poussin ne donne aucun signe exté-rieur de vie. Ce vaisseau s'anastomose avec un grand nombre de ramifications : le sang pénètre dans ce tronc avec sa vîtesse ordinaire , malgré que les rameaux ayent un diamètre cinquante fois moindre.

Il part de chaque côté du bec deux petites veines qui versent peu à peu le sang dans l'inté-rieur de la tête. La langue et les parois internes de la bouche sont pourvues d'un nombre pro-digieux de petits vaisseaux : la circulation y est si languissante, qu'on distingue à peine s'ils sont veineux ou artériels.

EXPÉRIENCE CXL.

Pendant la même heure. Sur un œuf.

La membrane qui revêt le jaune de la pointe de l'œuf, reçoit une grosse artère dont les pulsations correspondent à celles d'un double rameau auquel elle donne origine. Mais l'épaisseur des tuniques ne permet de voir la circulation que dans les plus petites branches : l'accélération provenant de l'impulsion du cœur, s'y succède avec tant de fréquence, que l'œil peut à peine la distinguer.

EXPÉRIENCE CXLI.

Quinze jours de couvée. Sur un œuf.

La préparation de l'œuf a dérangé l'action du système vasculaire au point d'imprimer au sang un mouvement lent, rapide, oscillatoire ou rétrograde, suivant la distribution des vaisseaux.

Les plumes dont se couvre le tronc ne laisse plus voir la circulation, qui a également cessé d'être apparente dans les extrémités, où les vaisseaux se sont enfoncés et presque cachés dans le tissu de la peau.

EXPÉRIENCE CXLII.

Seize jours de couvée. Sur un œuf.

DEUX grosses veines de la membrane qui recouvre la pointe du jaune de l'œuf, conduisent rapidement vers le cœur plusieurs bulles gazeuses ; leur mouvement est très-visible , quoiqu'on ne puisse plus distinguer le cours du sang , tant l'opacité des tuniques s'est accrue. La rupture de quelques rameaux a donné lieu à un épanchement de sang.

EXPÉRIENCE CXLIII.

Dix-neuf jours et demi de couvée. Sur quatre œufs.

LES vaisseaux ombilicaux étant vers les derniers jours de la couvée extrêmement adhérens à la pellicule qui tapisse l'intérieur de la coque , se rompent presque tous lorsqu'on enlève cette membrane : cependant, en l'humectant avec de l'eau tiède, on la détache avec facilité sans déchirer aucun vaisseau. Le tronc et les principales branches ne laissent plus voir la circulation du sang : on l'apperçoit à peine dans les rameaux capillaires. Elle ne m'y a paru jamais aussi rapide. Les globules cèdent au seul mouvement de progression.

EXPÉRIENCE CXLIV.

Quatre jours de couvée. Sur cinq œufs d'une poule d'Inde.

C**ET** œuf offre deux particularités étrangères à ceux des poules du pays. 1°. Les veines ombilicales ne recouvrent point les deux artères (*Exp. CXVII, CXVIII*) ; elles sont au contraire séparées les unes des autres de manière que leur sang forme quatre courans, deux qui partent du cœur, deux qui y retournent. Ces quatre vaisseaux ont un égal diamètre. A mesure qu'ils s'avoisinent du cœur, la circulation devient plus rapide dans les veines, et se fait par jets dans les artères. 2°. L'accélération du cœur se communique à toutes les veines qui naissent du repli des vaisseaux artériels, avec cette seule différence qu'elle diminue d'autant plus qu'elles s'approchent du cœur.

SECTION V.

Des phénomènes de la circulation observée dans l'universalité du systéme vasculaire des têtards, depuis les premiers jours de leur naissance jusqu'à leur métamorphose en grenouilles.

EXPÉRIENCE CXLV.

Second jour de leur naissance (1).

I L s semblent formés de deux pièces, c'est-à-dire d'une queue plate et alongée, et d'un petit globe qu'on dirait être la tête, et que nous nommerons ainsi, quoiqu'il renferme de plus le tronc de l'animal. La circulation n'est pas encore visible. On commence néanmoins à distinguer les vibrations du cœur, semblable à un point qui se meut continuellement, sans qu'on puisse reconnaître s'il se contracte et se dilate : la transparence même

____

(1) Pour avoir à ma disposition un nombre satisfaisant de têtards, je fais éclore les œufs dans un vase rempli à moitié d'eau de fontaine. Je nourris les fœtus avec de la lentille de marais. Ils se développent et croissent de cette manière, sans autre attention que celle de renouveler le fluide et l'aliment.

de

de ses parois ne permettrait pas de le voir sans le mouvement dont il est agité.

Il m'a été impossible de découvrir pendant le premier jour le mouvement de ce point.

Les têtards périssant hors de l'eau, je les examine dans un verre de montre rempli de ce fluide.

EXPÉRIENCE CXLVI.

Troisième jour.

LE point a un mouvement plus sensible, mais il conserve toujours sa transparence.

EXPÉRIENCE CXLVII.

Quatrième jour.

LA transparence n'est plus constante, c'est-à-dire que si dans l'instant A le point mouvant est transparent, il prend dans l'instant B une teinte rougeâtre.

EXPÉRIENCE CXLVIII.

Cinquième jour.

CETTE teinte rougeâtre provient d'un petit nombre de globules sanguins contenus dans la cavité du point mouvant devenu beaucoup plus considérable : globules dont l'expulsion occasionne la transparence de ce point, c'est-à-dire du cœur des têtards.

EXPÉRIENCE CXLIX.

Sixième jour.

LES branchies m'ont offert les premières le spectacle de la circulation : chacune d'elles a dans sa circonférence deux vaisseaux communiquans, l'un artériel qui se prolonge depuis la base jusqu'à la pointe, l'autre veineux qui retourne de la pointe à la base. Le sang y circule avec interruption ; il stagne dans l'artère et dans la veine et reprend un instant après son premier cours. Ces deux alternatives sont périodiques ; elles représentent une roue qui s'arrête après trois à quatre tours. Ce phénomène provient de l'action du cœur, car en fixant à-la-fois et ce viscère et une des branchies, je vois la circulation se ranimer à chaque systole et cesser entièrement lorsque le cœur se dilate et se remplit de sang. Ce fluide est blanc, ou plutôt n'a aucune couleur déterminée.

Les globules ont la même grandeur et la même figure que dans les grenouilles adultes ; ils se meuvent ordinairement à une petite distance les uns des autres.

EXPÉRIENCE CL.

Huitième jour (1).

LES résultats ont été les mêmes que dans l'expérience précédente, à l'exception d'un plus grand développement des branchies et d'un commencement de circulation dans la queue.

EXPÉRIENCE CLI.

Dixième jour.

LES mouvemens de rotation (*Exp. CXLIX*), sont plus rapides, et les bords de la queue parsemés de plusieurs vaisseaux sanguins.

EXPÉRIENCE CLII.

Douzième jour.

LES branchies disparaissent peu à peu l'une après l'autre ; la roue ne s'arrête plus, mais ses tours sont moins rapides. Les vaisseaux de la

---

(1) Quoique j'aie observé les différens périodes de la circulation du sang, depuis les premiers jours de la naissance du têtard jusqu'à sa métamorphose en grenouille, je n'indiquerai néanmoins que ceux qui m'ont offert quelques phénomènes en rapport avec le sujet que je m'étais proposé d'examiner.

queue ont augmenté de grosseur ; il s'est
outre formé une artère et une veine, qui s'éte.
dent dans une direction presque parallèle dept
la pointe jusqu'à la base de cette extrémité : no
leur donnerons le nom de *gros vaisseaux*, se
parce qu'ils.le sont beaucoup plus que les pet
rameaux dont nous avons parlé, et auxquels
donnent origine, soit parce qu'ils fournissent
reçoivent tout le sang qui se distribue dans l
diverses parties de la queue. La plupart des ram
fications n'admettent à-la-fois qu'une série c
globules qui se meuvent à une distance asse
grande les uns des autres, et avec plus de rap
dité dans la systole que pendant la diastole c
cœur. Il en est de même des globules qui ci
culent dans la grosse artère et dans le commer
cement de la grosse veine. Je dis dans le *com*
mencement, parce qu'à mesure que cette vein
remonte le long de la queue, le sang perd cett
inégalité de mouvement. On apperçoit en outr
quelques vaisseaux situés à la circonférence d
la tête : le sang y ralentit son cours pendant la d
latation du cœur et augmente de vîtesse à chaqu
contraction.

Le cœur bat très-fréquemment, et l'on distingu
mieux le sang renfermé dans ses cavités ; il e
retient à chaque systole une petite quantité, d
manière qu'il conserve alors une teinte rougeâtr

dont l'éclat devient beaucoup plus vif pendant la diastole.

EXPÉRIENCE CLIII.

Quatorzième jour.

LES deux gros troncs de la queue ont augmenté de diamètre, et le nombre des vaisseaux s'est accru ainsi que la quantité du sang. Il circule plusieurs séries de globules dans les rameaux qui n'en admettaient qu'une seule. Le sang se meut dans la grosse artère avec une vélocité presque égale ; son cours est deux fois plus rapide que pendant les premiers jours.

EXPÉRIENCE CLIV.

Seizième jour.

LE sang toujours transparent dans les rameaux subalternes, offre dans les deux gros troncs une teinte rougeâtre. La même nuance colore celui qui s'est échappé à travers l'ouverture des artères et des veines de la queue ou de la tête. Examiné à la lumière réfractée, ce rouge s'est changé en une couleur jaunâtre.

EXPÉRIENCE CLV.

Dix-huitième jour.

LES deux gros vaisseaux désormais visibles dans toute la longueur de la queue, s'anastomosent près de sa pointe, en formant un angle très-aigu ; en sorte qu'ils divergent sans cesse à mesure qu'ils s'éloignent du cœur. La circulation qui a augmenté de rapidité, n'est plus troublée par le mouvement accéléré du ventricule : cependant elle n'est pas la même dans toute l'étendue de l'artère et de la veine : à proportion que la première s'avoisine de l'extrémité de la queue et se ramifie sur ses parties latérales, le sang perd de sa vélocité : mais dans la seconde, le cours de ce liquide est d'autant plus prompt, qu'elle reçoit un plus grand nombre de branches et s'avoisine de la base de la queue. A distance égale, le diamètre et le mouvement de ces vaisseaux sont les mêmes. Le sang des deux gros troncs ressemble à une lavure de chair.

EXPÉRIENCE CLVI.

Vingt-deuxième jour.

LA couleur rougeâtre des gros vaisseaux s'est étendue aux moyens et aux petits. Les globules qui pendant les premiers jours (*Exp. CLII*), laissaient entr'eux un espace assez considérable, se sont accrus au point que la plupart se touchent. Le reste de l'observation est conforme à l'expérience précédente.

EXPÉRIENCE CLVII.

Vingt-sixième jour.

La longueur des têtards est d'environ un quart de pouce. Ils s'agitent dans l'eau avec la plus grande vîtesse. Le cœur, dont les pulsations sont très - fréquentes, examiné avec un microscope ordinaire, ressemble à un petit corps rougeâtre dont l'éclat augmente pendant la diastole : soumis ensuite à une lentille plus fine, il paraît presque rempli de sang, beaucoup plus néanmoins lorsqu'il se dilate que pendant sa contraction. Malgré la fréquence des battemens de cet organe, la circulation s'arrête dans l'aorte (car ce vaisseau est maintenant visible) à chaque diastole du cœur. Le sang a dans toutes les autres artères un mouvement uniforme, si ce n'est qu'il coule avec plus de rapidité dans quelques-unes et principalement dans celles de la queue.

Pour bien voir le sang contenu dans le cœur et dans l'aorte, il faut que le têtard soit couché sur le dos, et que ces deux réservoirs reçoivent par-dessous les rayons immédiats du soleil ; car les tégumens de la poitrine sont assez diaphanes pour donner un libre passage au fluide lumineux.

EXPÉRIENCE CLVIII.

Trentième jour.

LA circulation a augmenté de vîtesse dans le systême entier des vaisseaux : la rougeur du sang est en raison de leur grosseur : il s'en faut bien cependant qu'il ait acquis ce vif pourpré qui caractérise le fluide artériel et veineux des grenouilles.

EXPERIENCE CLIX.

Le même jour.

QUOIQUE la circulation ait dans tous les vaisseaux (l'aorte exceptée), un mouvement uniforme, elle est cependant moins rapide pendant a diastole, si l'on pl ace le têtard hors de l'eau.

Le sang qui s'est écoulé à travers l'ouverture des deux gros vaisseaux de la queue, a présenté la même couleur et la même facilité à se coaguler.

EXPERIENCE CLX.

Trente-cinquième jour.

LES deux gros vaisseaux de la queue, considérés dans leur longueur, présentent deux véritables cônes ; mais l'espace compris entre l'origine des rameaux a une forme cylindrique.

J'ai de nouveau porté mes regards sur le cœur et l'aorte. Le cœur conserve dans la systole une portion de sang et de rougeur, pourvu qu'on laisse le têtard dans l'eau : mais si on l'en retire, cette couleur ne tarde pas à s'affaiblir et même à s'éclipser entièrement ; l'on aurait même alors quelques difficultés à distinguer ce viscère, s'il ne continuait à se mouvoir. Ce n'est point que la disparition de cette rougeur provienne d'un manque absolu de sang ; car le microscope en découvre dans le ventricule ; mais il y est en si petite quantité, et par conséquent dans un tel état de raréfaction, que la vue seule ne peut l'appercevoir.

EXPÉRIENCE CLXI.

Quarantième jour.

LE sang ayant dans les deux gros vaisseaux de la queue une vîtesse très-rapide, j'ai cherché à le comparer avec celle du tronc mésentérique d'une grenouille adulte. Je me suis servi dans ce double examen de la même lentille. Quelle qu'ait été mon attention, je n'ai trouvé aucune différence sensible entre la circulation dans ce double ordre de vaisseaux. Les têtards ont maintenant la grosseur d'un petit pois.

J'ai desiré savoir combien de fois le cœur des têtards et des grenouilles bat en une minute première. Le nombre des pulsations s'est élevé chez les premiers de soixante à soixante-cinq, et chez les seconds de quarante-quatre à quarante-neuf. J'avais tâché que les uns et les autres n'eussent rien perdu de leur vigueur.

EXPÉRIENCE CLXII.

Cinquantième jour.

QUOIQUE tous les vaisseaux soient déjà colorés, le sang des grenouilles a néanmoins un rouge plus vif et plus foncé que celui des têtards.

EXPÉRIENCE CLXIII.

Le même jour.

LE défaut d'aliment affaiblit chez les grenouilles la couleur du sang (*sect.* 1re). Curieux de savoir si les têtards offriraient le même phénomène, j'ai privé de nourriture pendant une quinzaine de jours, un certain nombre de ces animaux. La rougeur des globules a diminué au point qu'on ne la distinguait plus dans les petits rameaux. J'ai laissé les mêmes têtards à jeun pendant quinze autres jours : les deux gros vaisseaux de la queue montraient à peine dans la portion la plus large une nuance rougeâtre, et les globules des autres rameaux paraissaient entièrement transparens. Tel était l'amaigrissement de ces animalcules, qu'ils n'avaient peut-être pas la moitié de leur première grosseur.

EXPÉRIENCE CLXIV.

Soixante-deuxième jour.

L'on découvre déjà l'ébauche des extrémités postérieures avec leurs petits doigts parsemés de veines et d'artères, à-peu-près comme nous l'avons observé sur le poussin.

La queue est devenue si grosse, que les deux gros vaisseaux ne sont plus visibles dans la partie supérieure : on distingue seulement les branches latérales (les côtés de la queue étant moins épais), dont le nombre est au-dessus de toute expression. Le sang y est presque aussi rouge que dans les animaux déjà formés.

EXPÉRIENCE CLXV.

Soixante-onzième jour.

Les extrémités antérieures, outre celles de derrière, se sont déjà développées. La queue, au lieu de croître, commence à se rider et à se défigurer, au point que le plus grand nombre de ses vaisseaux se sont déjà oblitérés.

Le sang a la même couleur que dans les animaux adultes.

EXPÉRIENCE CLXVI.

Quatre-vingtième jour.

LA queue de plusieurs têtards s'est à moitié desséchée; celle de quelques autres l'est entièrement. La plupart se sont déjà métamorphosés en grenouilles qui, ne pouvant plus vivre continuellement au milieu de l'eau, cherchent à s'échapper au moyen des jambes, dont l'accroissement est terminé.

Le sang mésentérique et pulmonaire, est d'un rouge aussi vif que dans les grenouilles avancées en âge.

SECONDE DISSERTATION.

Des phénomènes de la circulation observée dans
l'universalité du systême vasculaire.

EXPOSÉ ANALYTIQUE

*des résultats des expériences de la première
dissertation.*

PREMIER RÉSULTAT.

On a droit de s'étonner que les opinions ayent
été aussi partagées sur l'état du cœur, lorsqu'il
se contracte et se dilate. Le témoignage oculaire
ne permet pas de douter que celui des salamandres, des lézards, des grenouilles, des crapauds, &c. ne se raccourcisse pendant la systole
et ne s'alonge pendant la diastole (*Exp. i, ii*).
Il paraît même que ce double phénomène de
raccourcissement et d'alongement, est une loi générale de la nature, au moins dans la classe innombrable des animaux dont le cœur a une figure
conique ou pyramidale.

SECOND RÉSULTAT.

Une autre loi générale, c'est que le péricarde renferme toujours dans l'état de santé une quantité plus ou moins grande de lymphe (*Exp. 11*).

TROISIÈME RÉSULTAT.

Haller prétend que le cœur se vide presque entièrement dans la systole : il se fonde, 1°. sur ce qu'un résidu de sang s'opposerait par une excitation permanente au retour de la diastole ; 2°. parce qu'il est de fait que le cœur des grenouilles et du poussin prend à chaque contraction une couleur pâle, qui provient sans doute de ce qu'il ne retient aucun globule rouge ; car ceux qu'il ne pourrait chasser, s'appercevraient à travers la blancheur de ses tuniques.

Mes expériences sur le cœur des lézards gris et verts, et du poussin, s'accordent avec celles du physiologiste de Berne (*Exp. iii* , *cxv*). Mais les observations qui regardent les salamandres et les raines vertes donnent un résultat bien différent. Le cœur de ces animaux conserve toujours dans la systole une légère teinte rougeâtre, pourvu cependant que leurs forces ne soient pas entièrement épuisées (*Exp. iii* , *xxv*) ; et il est incontestable que ce rouge ne soit l'effet d'un résidu de sang, car en incisant les parois de ce viscère vers la fin de la systole, il s'en échappe une assez grande quantité (*Exp. IV*). Il en est de même du cœur des têtards, qui ne cesse d'offrir une couleur rouge, avec cette seule différence qu'elle est moins vive pendant la systole que pendant la diastole (*Exp. CLII*, *CLVII*, *CLX*). La petitesse du cœur ne permet point de faire sur ces animaux l'expérience de l'incision ; mais telle est la transparence des membranes de cet organe, qu'on le voit se remplir pendant la diastole d'un petit nuage de globules rouges, qu'il chasse et retient en partie à chaque contraction (*Exp. CLII*, *CLVII*, *CLX*).

On ne peut donc établir en général que le cœur se vide presque tout-à-fait pendant la systole ; et dès-lors il faut croire que la quantité de sang qui reste dans ses cavités, ne produit point l'irritation dont parle Haller (1*). Il est à noter que l'irritabilité déployant une action d'autant plus énergique, que les animaux sont moins avancés en âge, il semblerait que le cœur de ceux qui viennent de naître, devrait retenir un moindre

---

(*) J'ai cru devoir placer les notes que j'ai ajoutées aux résultats, à la fin de l'ouvrage : l'indication de la page et du mot auxquels elles se rapportent, préviendra toute équivoque.

nombre de globules que celui des animaux adultes.
Il arrive néanmoins tout le contraire ; le cœur des
têtards conserve toujours quelques gouttes de
sang, tandis qu'on n'apperçoit aucun globule dans
celui des grenouilles : tant il est vrai qu'en physique les raisonnemens en apparence les plus
justes induisent facilement en erreur, lorsqu'on
laisse échapper des mains le fil précieux de l'expérience.

QUATRIÈME RÉSULTAT.

LA plupart des physiologistes concluent de ce
que les artères fournissent pendant la diastole et
la systole une égale quantité de sang, qu'elles
en sont également pleines, soit qu'elles se dilatent, soit qu'elles se contractent. Je me suis
pleinement convaincu de ce fait, sans offenser
même les artères (*Exp. XII, XIV, XV, XXI,
XXVI, XLV, CXXXIII, CLVII*). Le tronc de
l'aorte des salamandres (celui des grenouilles et
des lézards se compose de tuniques si épaisses,
qu'on ne peut y voir la circulation) m'a seul
donné une exception : il se vide presque entièrement toutes les fois qu'il se contracte, s'il faut
en juger autant par son extrême pâleur, que
parce qu'il ne s'écoule à travers l'ouverture faite
à ce vaisseau en état de systole, aucun globule
rouge ; mais ce phénomène ne s'opère ainsi,

qu'après

qu'après l'épuisement des forces de l'animal ; car pendant leur état de vigueur et d'énergie , le tronc de l'aorte conserve en se contractant une petite quantité de sang. (*Exp. V , VI , VII , VIII , IX , X*).

Il ne faut pas croire néanmoins que l'aorte se dépouille pendant la systole de toute espèce de fluide : il est au contraire vraisemblable qu'elle est alors remplie (ses parois ne se resserrant jamais au point de se toucher) de cette lymphe invisible qui sert de véhicule aux globules rouges : lymphe dont l'existence est incontestable , ainsi qu'on le verra plus bas , et qui remplace , au jugement d'Haller , le sang des grenouilles affaiblies par une longue privation d'alimens.

CINQUIÈME RÉSULTAT.

On croyait, d'après la supposition , que la dernière colonne de sang poussée par les ventricules avait une vélocité supérieure au courant précédent, que le mouvement du fluide artériel était inégal , c'est-à-dire , plus rapide dans la systole que pendant la diastole du cœur. Mais cette prétendue différence ne s'accordait point avec l'uniformité observée par quelques physiologistes dans les artères mésentériques des grenouilles.

Il ne fallait rien moins pour résoudre ce problème , qu'examiner les artéres dans toute leur

Q

étendue. Le sang a dans le grand canal de l'aorte un cours inégal et interrompu ; il s'arrête à chaque diastole et reprend avec la systole suivante son premier mouvement. Il en est de même dans la portion supérieure de l'aorte descendante ; mais près de l'origine de la queue, la scène change de face ; ces momens d'interruptions diminuent peu à peu et disparaissent même tout-à-fait ; en sorte qu'à la base de cette extrémité, la circulation est seulement plus rapide pendant la contraction que pendant la dilatation du cœur. Cette inégalité de vîtesse n'a point lieu dans les artères moyennes, les pulmonaires, les mésentériques, &c. Ces trois périodes de repos momentané et de mouvement inégal et uniforme du fluide artériel, se sont offerts à mes yeux dans les salamandres, les grenouilles aquatiques, les raines-vertes, les lézards gris et verts (*Exp. IX, X, XII, XIII, XIV, XV, XIX, XXIV, XLII, XLV*).

Il est cependant à remarquer que le sang ne circule avec la même vîtesse dans les artères moyennes, que pendant toute la durée des forces de l'animal ; car à mesure qu'elles s'épuisent, son cours devient moins rapide dans la diastole que dans la systole du cœur (*Exp. XLII, XLV*). La cause de ce changement me paraît due à l'immobilité que la prostration des forces amène dans le plus grand nombre des petits vaisseaux ; la colonne antérieure, c'est-à-dire, la moins proche du cœur ne pouvant plus alors s'avancer avec autant de facilité qu'auparavant, est surpassée en vélocité par celle qui reçoit du ventricule la dernière impulsion : cette différence de mouvement peut encore provenir d'une gêne dans l'action du cœur (*Exp. XVIII , XXVII*).

SIXIÈME RÉSULTAT.

Quoiqu'il paraisse vraisemblable que tous les animaux soient assujétis à ce triple période , ce serait une erreur de croire qu'ils y sont également subordonnés pendant toute leur vie. A proportion qu'ils avancent en âge , le sang artériel présente de nouveaux phénomènes dont nous allons donner une analyse succincte , d'après nos observations sur le poussin et le têtard.

Pendant les deux premiers jours de la couvée, le sang artériel offre un mouvement interrompu ; après avoir parcouru dans la systole un très-petit espace, il s'arrête dans la diastole , et reprend son cours avec la contraction suivante (*Exp. cxv*).

Depuis le second jusqu'au troisième jour, il observe le même mouvement et le même repos ; mais il fait un trajet plus considérable(*Exp. cxvi*).

Il perd au troisième jour l'immobilité qu'il avait auparavant ; il circule sans interruption : son mouvement est cependant moins rapide dans

la diastole que pendant la systole (*Exp. cxvii*):
douze heures après, sa vîtesse augmente à chaque
contraction (*Exp. cxxii*); au cinquième jour
elle est égale dans presque toutes les artères
(*Exp. cxxvii , cxxviii*). La circulation se fait
ensuite d'une manière d'autant plus prompte,
que l'animal est prêt à éclore (*Exp. cxliii*).

Cette égalité de vîtesse se maintient dans l'universalité du systême artériel, à l'exception de
quelques gros et petits vaisseaux, dans lesquels
le sang coule avec plus ou moins de rapidité,
suivant que le cœur se contracte ou se dilate
(*Exp. cxxxiii , cxl*).

La circulation est frappée chez les têtards des
mêmes irrégularités, avec cette seule différence
qu'elles se succèdent plus lentement. On apperçoit à peine au cinquième jour quelques signes
de mouvemens dans le ventricule et l'oreillette,
et au sixième, un commencement de circulation
dans les vaisseaux (*Exp. cxlviii*). Le sang se
meut et s'arrête tour-à-tour pendant la systole
et la diastole (*Exp. cxlix*)·

La circulation s'accroît au dixième jour (*Exp. cli*), et n'offre plus au douzième l'alternative
du mouvement et du repos. Le cours du sang est
continu, quoique plus rapide pendant la systole
que pendant la diastole (*Exp. clii*).

L'accélération du sang pendant la systole est à

peine sensible au quatorzième jour (*Exp.* CLIII), et entièrement nulle au dix-huitième : la circulation se fait avec une égale vîtesse, au moins dans les plus gros vaisseaux (*Exp.* CLV).

Pendant les jours suivans le mouvement du sang devient de plus en plus rapide(*Exp.* CLVIII), et au quarantième il a déjà la même vélocité que dans les artères mésentériques des grenouilles , quoique les têtards n'excédent point la grosseur d'un petit pois (*Exp.* CLXI).

Il est vrai cependant que le sang , quel que soit l'âge des têtards , circule par jets, c'est-à-dire , s'arrête momentanément à chaque diastole dans le tronc de l'aorte (*Exp.* CLVII , CLIX) : phénomène d'autant plus étrange que le cœur de ces animaux bat en une minute première de soixante à soixante-cinq fois ; tandis que chez les grenouilles, les pulsations de ce viscère ne s'élèvent jamais pendant le même temps , au nombre de cinquante (*Exp.* CXLI).

On ne peut contester que ces divers périodes de la circulation dans le poussin et le têtard ne proviennent de l'action du cœur , qui augmentant chaque jour de masse et d'activité , imprime au sang un mouvement plus fort et plus rapide; et comme ces deux animaux , l'un à sang chaud et l'autre à sang froid , ont les rapports les plus intimes avec tous ceux qui sont connus , nous pou-

vons conclure que la circulation s'opère en général de la même manière, pendant les premiers
jours du développement et de l'accroissement
des organes.

SEPTIÈME RÉSULTAT.

On attribue communément le battement des
artères (*) à la réaction que le sang poussé par
la systole du cœur produit sur leurs parois. Mais
ce fluide ne peut de cette manière parcourir en
un instant tout le canal de l'artère , d'où il résulte que les pulsations seront successives ; en
sorte que les portions du vaisseau les plus voisines
du cœur , recevant les premières l'impulsion communiquée au sang , battront avant les portions
moyennes et celles-ci avant les plus éloignées. Il
paraîtrait donc que cette succession de mouvemens devrait frapper les yeux de l'observateur ,
s'il ne savait d'un autre côté que la circulation se
fait avec une rapidité si étonnante , qu'au moment
où le cœur se contracte, l'aorte, et généralement
tout le système artériel , semblent se mouvoir à
la fois (*Exp. XVI , XVII , XLV*).

HUITIÈME RÉSULTAT.

Lorsqu'on réfléchit sur l'organisation du systême vasculaire (2) , sur les détours infinis que le

---

(*) *Voyez* la quatrième dissertation.

sang parcourt depuis le cœur jusqu'aux extrémités, sur les obstacles sans nombre qui tendent à diminuer son cours, il semble d'abord qu'il ne doit circuler dans les dernières ramifications artérielles qu'avec une extrême lenteur. Telle est en outre la nature du sang, que sa fluidité ne se maintenant que par le mouvement dont il est agité, ce liquide détruira sans cesse une quantité de ce mouvement, pour surmonter la tendance naturelle des globules à former une masse solide : il faudra de plus une autre portion de mouvement pour empêcher l'attraction des globules avec les parois des vaisseaux.

Au nombre de ces causes, il faut sans doute mettre la plus grande étendue de diamètre que présente l'ensemble des rameaux artériels relativement à l'artère même. En effet, quoique les vaisseaux se rétrécissent à mesure qu'ils se ramifient, cependant la somme du calibre de toutes les branches excède de beaucoup celle des troncs : observation qu'on avait déjà faite chez l'homme et plusieurs autres animaux, et que j'ai vérifiée sur tous ceux que j'ai examinés (*Exp. XXXIII*). Ainsi le sang en passant de l'aorte aux troncs, des troncs aux rameaux et des rameaux aux ramifications, se mouvra dans un canal dont l'augmentation successive diminuera sa vélocité, semblable aux fluides qui perdent de leur mouvement en coulant d'un tube étroit dans un plus large. L'anévrisme offre même ce curieux spectacle ; le sang y ralentit son cours, mais il le recouvre aussi-tôt qu'il en est sorti (*Exp.* xx.).

Ajoutez à cette augmentation de diamètre le frottement des globules contre les parois des artères, qui doit affaiblir la rapidité de la circulation, à raison, 1°. de la vîtesse même du sang ; car plus les globules auront un cours rapide, plus le nombre de ceux qui toucheront les bords des vaisseaux, sera considérable et accroîtra par conséquent le frottement ; 2°. de la longueur et du rétrécissement des artères, l'une donnant plus d'étendue à la surface contre laquelle heurteront ces molécules, l'autre diminuant le nombre de celles qui circulaient sans obstacle dans un canal plus grand ; 3°. enfin de la multiplicité des sinuosités et des angles qui retarderont considérablement la vélocité du sang, soit en changeant sa direction, soit en augmentant les frottemens.

Toutes ces causes prises dans la science de l'hydraulique, et appliquées avec confiance aux êtres animés, ont fait croire à plusieurs médecins, qu'autant le sang se meut près du cœur avec rapidité, autant il coule lentement dans les derniers rameaux artériels. Haller, pénétré du principe qu'on ne doit pas appliquer aux corps vivans les loix mécaniques dont l'expérience ne confirme point les résultats, voulut, avant d'établir aucune théorie, recourir à cet oracle fidèle; et il apprit que la circulation éprouvait en effet un retard dans les artères capillaires ; mais qu'il n'existait aucun rapport entre ce retard et les prétendus obstacles que nous avons rapportés. Il observa que le sang avait une vélocité presqu'égale dans les grosses et les petites veines du mésentère des grenouilles; d'où il conclut que la circulation ne devait pas être moins rapide dans les rameaux des artères que dans ceux des veines, puisque le fluide veineux recevait son impulsion de l'artériel. J'ai dit *conclut*, car sa méthode ne lui permettait point de suivre la distribution entière des vaisseaux mésentériques qui se prolongent dans ces animaux jusqu'aux intestins : il pouvait encore moins comparer le mouvement des grosses artères avec celui des petites dans les animaux à sang chaud, quand bien même il eût connu ceux dont la circulation est sensible : aussi l'analogie seule le porta à croire que ceux-ci devaient être assujétis aux loix qu'il avait découvertes chez les animaux à sang froid.

La facilité de pouvoir soumettre à mes recherches l'universalité du système vasculaire des animaux de l'une et de l'autre classe , et d'observer par conséquent si le sang éprouve quelque retard dans les nombreuses circonvolutions des artères, et quels sont les degrés de ce retard, m'a permis de jeter quelques lumières sur un des points les plus importans et les plus obscurs de la physiologie.

Je ne vois d'abord aucun motif d'établir une différence de mouvement entre les grosses et les moyennes artères. En effet, si je considère les portions des grosses artères dans lesquelles le sang s'arrête momentanément (*Résultat v*), je vois que le sang y circule à chaque systole plus rapidement que dans les moyennes, mais qu'il conserve dans celles-ci la même vélocité qu'il perd dans celles-là, toutes les fois que le cœur se dilate ; et si j'envisage celles où sa vîtesse augmente pendant la systole et diminue pendant la diastole (*ibid.*), je remarque que les grosses artères possèdent à la vérité quelque supériorité de mouvement, mais que les moyennes jouissent pendant la diastole de la même prérogative. Cependant la longueur de la grosse artère de la queue des têtards semble ralentir d'autant plus la vîtesse du sang, que ce vaisseau s'approche de cette extrémité (*Exp.* CLV).

A l'égard des artères moyennes comparées avec leurs ramifications, je trouve que le sang conserve, en passant des unes aux autres, sa vélocité ordinaire, quels que soient le nombre des angles, la différence du diamètre (*Exp.* XXXIII), l'intensité de la circulation languissante, forte, oscillatoire ou par jets (*Exp.* XVIII, XXI, XXXIV), et la multiplicité des courbures naturelles et artificielles, des plis et des replis (*Exp.* XXXVI, XXXVII, XXXVIII, XXXIX, XLVIII, LI, LXI, CXXI, CXXVII).

Quant aux petites artères considérées en elles-mêmes, le sang s'y meut très rapidement (*Exp.* XLIX, L, LV, LVI, LXIII, LXXV *bis*, LXXVI, LXXVII, CXXVII, CXXVIII, CXXXII, CXLIII), et avec une vîtesse égale (*Exp.* XLIX, L, LV, LXIII, LXXXII), ou bien peu différente (*Exp.* LII, LXXV *bis*, LXXVI); pourvu cependant que l'animal ait conservé toutes ses forces; car dans l'état de faiblesse et de maladie, la circulation se maintient avec la même rapidité dans les artères moyennes, tandis qu'elle commence à s'affaiblir dans les petites, où elle s'arrête plus ou moins vîte, suivant qu'elles sont plus ou moins voisines du cœur (*Exp.* XXI, LXXV *bis*, LXXVII, LXXVIII, LXXIX). Il faut encore prendre en considération la distribution des petites artères; celles qui se ramifient dans les parties moins faciles à perdre leur humidité, retiennent plus long-temps leur premier mouvement (*Exp.* LVI, LXIII, LXXVI, LXXVII).

Le résultat de tous ces faits met dans le plus

grand jour la théorie du véritable mouvement du sang, depuis l'origine des artères jusqu'à leur terminaison; théorie qui, faute d'un assez grand nombre d'expériences, ne pouvait qu'être conjecturale et sujette à de fréquentes disputes.

Ces faits confirment encore la sage maxime d'Haller sur la méfiance avec laquelle il faut appliquer au corps humain les principes mécaniques qui ne sont pas revêtus du sceau de l'expérience. En effet, si la machine animale est rigoureusement subordonnée aux loix de l'hydraulique, pourquoi n'opèrent - elles point sur le systême vasculaire les mêmes effets que dans les tubes ordinaires ? Leur puissance s'exerce sans doute sur les phénomènes de la circulation ; mais il faut croire qu'elle est contrebalancée par des causes opposées, inhérentes aux vaisseaux sanguins (3).

NEUVIÈME RÉSULTAT.

LES globules rouges éprouvent-ils dans leur passage à travers le dédale des ramifications artérielles et par le frottement des parois vasculaires, un mouvement intestin ou de tournoiement ? Plusieurs physiologistes modernes l'ont cru, malgré les expériences contraires d'Haller, que j'ai confirmées autant sur les animaux à sang froid que sur ceux à sang chaud. Que le lecteur se représente de petits morceaux de bois nageant dans un canal avec une vîtesse égale à celle du courant, et il aura une idée sensible du mouvement des globules plongés au milieu de la lymphe qui leur sert de véhicule (*Exp. XXXIV, XLVI, XLVII, XLVIII, CVI, CXLIII*).

DIXIÈME RÉSULTAT.

ON a vu que l'alternative du sang produite par la systole du cœur se manifeste dans les artères moyennes lorsque l'animal a épuisé une partie de ses forces (*Result. v*). Ce fait prouve d'une manière incontestable la puissance du cœur sur cet ordre de vaisseaux. Cette puissance s'étend-elle jusqu'aux plus petites ramifications du même systême? C'est le résultat des expériences d'Haller, ainsi que de mes propres observations sur les petites artères de la salamandre, dans lesquelles le sang ralentit son cours pendant la diastole, et augmente de vîtesse pendant la systole (*Exp. LVI, LXIII*).

La circulation est-elle subordonnée à la même loi chez les animaux à sang chaud ? Cette question ne pouvait être résolue autrefois que par l'analogie. Cependant l'observation avait appris que la pulsation des artères, qu'on peut regarder comme l'effet de la contraction du cœur, se manifestait dans les rameaux dont le diamètre égale à peine la sixième partie d'une ligne, et que le sang s'échappait à travers leur ouverture avec plus de force pendant la systole que pendant la diastole. Quant à moi, j'ai observé sur le poussin, toutes les fois que je l'ai voulu, cette action directe du cœur qui, en se contractant, ranime ou accélère le mouvement du sang dans les plus petites artères (*Exp. CXVI, CXVII, CXVIII, CXIX, CXXI, CXXII, CXXVI, CXXVII, CXXVIII, CXXIX, CXXXII, CXXXVII, CXXXVIII*).

ONZIÈME RÉSULTAT.

S'IL est incontestable que les extrémités artérielles éprouvent les effets de la systole du cœur, est-il également vrai qu'ils se propagent jusqu'à l'origine des ramifications veineuses ? Le célèbre Hales a observé que le sang des petites veines pulmonaires d'une grenouille augmentait de vîtesse toutes les fois que le cœur se contractait. Mais Haller pense d'après plusieurs de ses expériences, que ce mouvement accéléré doit être plutôt attribué à quelques irrégularités dans la circulation qui, après avoir été long-temps suspendue, se rétablit souvent avec les forces de l'animal.

J'avoue que cette résurrection en quelque sorte de la circulation peut faire la plus grande illusion. J'admets en outre que chez plusieurs animaux, au moins dans quelques-unes de leurs parties, l'accélération dûe à la contraction du cœur se borne au systême artériel ; nous l'avons noté plus haut avec quelques détails : mais des observations contraires me forcent à conclure que le fluide veineux redouble de vîtesse pendant la systole et ralentit son cours pendant la diastole chez les salamandres, le raines-vertes, le poussin, les têtards ; non-seulement dans une ou deux petites veines, mais dans une quantité innombrable, soit que la circulation se fasse avec la plus grande rapidité, soit qu'elle ait un mouvement très-languissant (*Exp. LIV , LXXIV , CXXI , CXXX , CXXXI , CXXXV , CXXXVI , CXLIV , CXLIX, CL, CLI , CLII , CLIX*).

DOUZIÈME RÉSULTAT.

L'ANASTOMOSE des vaisseaux s'opère de différentes manières. Quelques artères ont dans leur point d'union avec les veines un diamètre assez large pour donner issue à quatre ou cinq séries de globules (*Exp. CXVII*) ; d'autres sont si étroites, qu'elles n'en laissent passer qu'une seule (*Exp. XLIX,L,LI,LVI,LXIV,LXXIII,CXVII,CXXX*). Quelquefois, sur-tout dans le poussin, les artères dégénèrent en veines, en se repliant seulement vers le cœur (*Exp. CXVI , CXXI , CXXXV , CXXXVI , CXXXVIII*), et dès-lors forment assez ordinairement un nombre égal de rameaux

veineux (*Exp. CXVI, CXXVI*). Celles-ci se divisent
en plusieurs filamens d'où naît un réseau très-
compliqué, qu'on peut regarder comme le moyen
intermédiaire des artères et des veines (*Exp. LI,
LXIII*). Celles-là, après divers plis et replis,
donnent origine à un grand nombre de veines qui
vont au cœur dans une direction parallèle à celle
des branches génératrices (*Exp. LII*). Tantôt
plusieurs artères ne produisent qu'une seule veine
(*Exp. LII*); tantôt elles s'enfoncent dans le tissu
des organes et se dérobent à la vue de l'observateur (*Exp. LVII, LXII*). Les unes s'implantent
dans un vaisseau plus large qui, étant situé à une
égale distance du cœur, laisse en doute s'il est
veineux ou artériel (*Exp. CXVI*, &c.); les autres,
ou elles fournissent près du cœur une petite veine
qui retourne de suite vers ce viscère, tandis que
le tronc artériel continue son trajet jusqu'aux
extrémités (*Exp. CXI*); ou elles se subdivisent
en deux rameaux dont l'un conserve le caractère
de son espèce, et l'autre remplit les fonctions de
veine (*Exp. LIV*). La vîtesse du sang est ordinairement égale dans le trajet vasculeux qui sépare
les artères des veines (*Exp. XLIX, L, LXIII,
CXXV*).

TREIZIÈME

TREIZIÈME RÉSULTAT.

C'ÉTAIT plutôt par théorie, que d'après le témoignage des sens, que les physiologistes admettaient dans le fluide veineux, une rapidité d'autant plus grande qu'il s'approche du cœur. L'ensemble des veines peut être comparé, suivant eux, à un grand cône concave, dont la base répond aux extrémités capillaires et le sommet aux oreillettes du cœur. Mais le rétrécissement des canaux augmentant la vélocité des fluides, le sang doit circuler avec moins de vîtesse dans la base que dans le sommet du système veineux.

Nous sommes encore ici redevables à la sage méfiance d'Haller. Peu satisfait de la seule application du principe mécanique, il a voulu observer ; et s'il n'a pu soulever entièrement le voile, il a du moins excité la curiosité des autres, en les mettant dans la voie qui pouvait les conduire au but, qu'il s'était proposé. Son observation se bornait à deux veines : mais un corollaire général devant avoir pour appui le concours de plusieurs faits cohérens entr'eux et assujétis aux mêmes rapports, il m'a paru nécessaire de soumettre à mes recherches un grand nombre de vaisseaux, dont j'ai suivi le cours, depuis leur anastomose avec les artères jusqu'au cœur.

R

Les résultats de mes expériences s'accordent en ceci, que dans toutes les veines, soit petites (si ce n'est dans l'espace compris entre le point d'union avec les artères), soit moyennes, soit grosses, la circulation est d'autant plus rapide, qu'elles augmentent de diamètre et reçoivent le sang d'un plus grand nombre de rameaux (*Exp. LI , LIII , LXII , LXIII , LXIV , XCI , XCV , XCVI , CXXVI , CXXVII , CXXVIII , CXXIX , CXXXV , CXXXVI , CXXXVII , CXXXVIII , CLV*).

Il faut excepter du nombre de ces vaisseaux les deux veines caves de la salamandre, dans lesquelles le sang coule avec la même vélocité que dans les veines moyennes (*Exp. cx*) ; mais il est facile d'expliquer la cause de cette unique exception. Le sang pénètre avec force dans l'oreillette en état de diastole ; tandis qu'il est obligé durant la systole à rétrograder vers les veines caves (*Exp. cx*) ; d'où résultent un flux et un reflux, qui l'empêchent de circuler dans ces gros troncs avec la même vîtesse qu'auparavant.

On ne peut attribuer le mouvement accéléré du sang dans son passage des petites veines aux moyennes et des moyennes aux grosses, qu'à la diminution progressive de leur diamètre depuis les extrémités jusqu'au cœur. Deux faits me confirment sur-tout dans cette opinion. 1°. Si ces vaisseaux ont naturellement ou par accident un calibre inégal, c'est-à-dire, plus étroit dans une partie que dans une autre, le sang redouble de vîtesse en traversant ce détroit ; mais il reprend, aussi-tôt qu'il l'a dépassé, son premier mouvement (*Exp.* XXXV, CIV). 2°. La circulation se fait avec la même vélocité dans les veines qui parcourant un certain trajet, sans recevoir aucun rameau, ont une forme cylindrique et par conséquent une égale grosseur (*Exp.LXXXVII,CXVIII, CXXXVIII*).

On parvient difficilement à mesurer avec l'œil la différence de mouvement entre les petites et les grosses veines : toutes mes expériences me portent néanmoins à conclure que le sang a dans les premiers vaisseaux une vîtesse trois fois moindre que dans les seconds. Il semblerait donc que cette fameuse loi de l'hydraulique ne concourt point à l'accélération du fluide veineux, avec cette extension que comporte l'inégalité entre la base et le sommet du prétendu cône des veines , et qu'elle doit être balancée par quelque cause inconnue d'autant plus puissante , que les sinuosités , les angles et les replis des vaisseaux n'apportent aucun changement dans la circulation (*Exp.* LI, LXI, XCI, XCVII, XCVIII, CXXIII, CXXIV, CXXVII, CXXVIII*).

QUATORZIÈME RÉSULTAT.

HALLER a remarqué que lorsque deux veines d'un diamètre très-inégal s'anastomosent ensemble, le torrent de la plus grosse s'oppose fortement à l'entrée du sang fourni par la plus petite : aussi observe-t-il que la nature opère rarement des anastomoses entre des vaisseaux d'un globule et ceux qui en admettent une grande quantité ; que les branches les plus subtiles se réunissent pour former des canaux moins étroits; que ces canaux se confondant avec d'autres d'un diamètre plus considérable, établissent une espèce de gradation qui donne au sang des rameaux plus gros, une force suffisante pour pénétrer dans les troncs, quelle que soit la résistance de leur courant.

Tel est sans doute l'ordre établi par la nature dans l'organisation du systême vasculaire ; et de même que le fluide veineux parcourt, avant d'arriver dans les gros troncs, une infinité de ramifications d'autant plus grandes, qu'elles s'avoisinent du cœur, le sang artériel ne parvient jusqu'aux dernières ramifications, qu'après avoir traversé tous ces canaux subalternes, dont la petitesse s'accroît en raison du nombre. J'ai sur-tout vu et admiré ce mécanisme dans le mésentère et les intestins de plusieurs animaux : mais j'ai aussi trouvé plusieurs fois un mode diamétralement opposé, quoique la circulation ne fût aucunement dérangée. Ainsi beaucoup de rameaux capillaires s'anastomosent, à angles différens, avec des troncs veineux, sans que le sang perde en passant des uns aux autres de sa vélocité ordinaire (*Exp. LXIV, CXI, CXII, XCIII, CXIV, CXXXIX*); d'où je serais porté à croire que dans l'exemple cité par Haller, le sang n'éprouvait des difficultés à passer des branches au tronc, qu'à raison de quelque disposition morbifique de l'animal ; d'autant plus que les détails donnés par ce physiologiste attestent que la circulation souffrait les plus grandes irrégularités.

QUINZIÈME RÉSULTAT.

QUOIQUE Haller pense que les effets de la systole du cœur ne s'étendent point jusqu'au système veineux (*Résult. XI*), il est néanmoins persuadé, contre le sentiment de plusieurs auteurs, que la circulation du sang dépend entièrement ou en très-grande partie de l'action de ce viscère. Il s'appuie principalement sur l'exemple des hommes submergés et des animaux asphixiés, chez lesquels il a suffi d'exciter le cœur, pour rétablir le mouvement des liquides suspendu depuis plusieurs heures.

Mes expériences me paraissent établir cette vérité d'une manière si frappante, que j'espère en convaincre le lecteur le plus sévère. Je vais d'abord démontrer l'insuffisance des causes qu'on voudrait associer à la puissance du cœur : elles sont plus ou moins nombreuses suivant l'opinion des physiologistes.

Les uns ont recours à la contraction des artères ; les autres à l'attraction des vaisseaux capillaires ; d'autres à une force *vibratile* ou *oscillatoire* des parois vasculaires, produite par le stimulus du sang ; quelques-uns enfin prétendent que l'air contenu dans les artères et les veines raréfié par la chaleur du sang, seconde puissamment l'activité du cœur.

Toutes ces hypothèses sont démenties par l'expérience. S'il était vrai d'abord que les vaisseaux renfermassent une espèce d'air auquel le sang dût une partie de son mouvement, cet air serait sous forme de petites bulles qui n'échapperaient pas entièrement à la vue, lors même que leur volume égalerait à peine la cinquantième partie d'un globule rouge ; puisque le microscope découvre dans ce liquide des molécules d'un aussi petit diamètre. Cependant aucune de mes expériences ne m'a offert dans l'état naturel la moindre trace de ces atomes aériformes. Je dis dans l'état naturel, parce que dans celui de maladie, c'est-à-dire lorsque les vaisseaux ont souffert quelques lésions, on voit ordinairement dans leur intérieur un nombre assez considérable de bulles gazeuses, qu'on peut même accroître ou diminuer à volonté, en occasionnant une irritation plus ou moins forte (*Exp. LXXXVIII, CIV, CX, CXXXVIII, CXLII*). Mais l'existence de ces molécules est accidentelle, et bien loin d'augmenter la vîtesse du sang, elles devraient la retarder, ce qui arrive en effet dans les plus petits vaisseaux (*Exp. LXXXVIII, CX*). Enfin, chez les animaux à sang froid, le défaut de chaleur requise par l'hypothèse, empêcherait la raréfaction des bulles aériformes (supposé qu'elles existassent) ; et dès-lors la circulation serait nulle ou extrêmement languissante : conclusion qui répugne à l'expérience.

On ne peut nier que l'hypothèse de l'attraction et de la force oscillatoire ne soit très-ingénieuse : mais si les vaisseaux éprouvaient les effets de ces deux puissances, c'est-à-dire une alternative de contraction et de dilatation, et une accélération de vîtesse, l'un et l'autre phénomènes devraient être sensibles ; néanmoins le résultat de *toutes mes observations* établit une parfaite immobilité dans les parois des rameaux capillaires, et un retard plutôt qu'une augmentation de vélocité (*Exp. LII, LXXV bis, LXXVI*) dans le fluide qui s'y meut.

Le témoignage des yeux nous apprend ensuite que le cours du sang est indépendant de la contraction des artères, puisqu'elle n'est visible chez plusieurs animaux que dans les plus gros troncs (*Exp. v, vi, xvi, xxvii, xxix, lxii, xliii*), et que dans ceux qui viennent de naître, et dont la circulation est apparente, on n'apperçoit aucun indice de systole et de diastole dans tout le système des vaisseaux. (*Exp. dans les premiers jours de la couvée du poussin.*)

L'insuffisance de ces théories démontrée, il est facile de prouver que la circulation du sang dépend uniquement de l'action du cœur. Telle est d'abord la conséquence qu'il faut déduire du mouvement accéléré dans les veines, toutes les fois que ce viscère se contracte (*Résult. xi*) ; car cette accélération ne peut avoir lieu sans que la force du cœur ne se propage jusqu'au fluide veineux, et ne lui imprime, ainsi qu'à l'artériel, la vîtesse dont l'un et l'autre jouissent.

Cette vérité reçoit un surcroît de preuves des phénomènes suivans. Quelquefois le cœur des animaux les plus vigoureux cesse tout-à-coup de battre pendant quelques minutes, et la circulation reste alors suspendue; mais à peine cet organe a-t-il renouvelé ses contractions, que le sang reprend son premier cours (*Exp. vi*).

Si l'on comprime le cœur de manière à l'empêcher de se mouvoir avec facilité, la circulation se ralentit, et cesse même entièrement, lorsque

la compression augmente (*Exp.* XXII , XXIII ,
LXXX , LXXXI , LXXXII , LXXXIII).

Si long-temps après avoir lié le tronc de l'aorte ,
l'on rompt cette ligature et l'on permet au cœur
d'exercer librement son action , le sang recouvre
le mouvement qui était interrompu (*Expér.*
LXXXIV , LXXXV , LXXXVI).

Ces faits observés dans la classe des animaux à
sang froid , s'accordent avec ceux des animaux à
sang chaud (*Résult* VI). Pendant les deux premiers jours de la couvée , le cœur du poussin est
très-petit , n'a presque point de consistance et
par conséquent d'activité ; son mouvement dure à
peine pendant un quart-d'heure , et la dernière
pulsation est immédiatement suivie d'une parfaite immobilité dans la circulation (*Exp.* CXV).

Le cœur augmentant ensuite de volume , d'é-
paisseur et d'activité , le sang circule avec plus
de force , et lorsque l'animal est prêt à éclore, il
se meut avec la plus grande rapidité (*Exp.* CXVII ,
CXXIII, CXXIV, CXXVI, CXXVII, CXXX, CXLIII).

Le cœur cesse-t-il de battre ? la circulation s'arrête à l'instant même ; reprend-il son mouvement ?
elle se ranime de suite ; et si l'on suspend ou renouvelle l'action de ce muscle , le sang disconti-
nue ou recouvre sa vîtesse ordinaire (*Exp.* CXVIII ,
CXIX , CXX , CXXI).

Les pulsations du cœur sont—elles enfin moins

fréquentes ? le sang coule avec plus de lenteur ; il devient même immobile sur la fin de la systole, et son mouvement ne recommence qu'avec la contraction suivante (*Exp. cxxi*). Il serait sans doute difficile de prouver avec plus d'évidence que le cœur est le seul et unique mobile de la circulation du sang (4).

Un autre fait digne de remarque, c'est qu'au moment où le cœur cesse de battre, le fluide veineux s'arrête avant l'artériel, et qu'après le rétablissement de l'activité du cœur, la circulation commence dans les artères plutôt que dans les veines(*Exp.lxxx,lxxxii,cxviii,cxxi*).L'explication de ces deux phénomènes ne saurait être plus simple : les veines reçoivent après les artères l'impulsion du cœur, et sont les premières à perdre le mouvement qu'elles en ont reçu. Ajoutez à ce fait l'accélération du fluide veineux (*Result. xiii*), qui disparaît avec la cause qui la produit, c'est-à-dire, avec la systole du cœur.

SEIZIÈME RÉSULTAT.

LES membranes des grosses veines sont plus minces que celles des grosses artères (*Exp. cix*). Mais l'épaisseur des vaisseaux moyens de chaque espèce semble être la même ; le sang est du moins (d'après toutes mes expériences) également visible dans les uns et dans les autres. La transparence des moyens et des petits vaisseaux de la salamandre est si grande, que le sang n'y paraît point renfermé dans un véritable canal ; aussi apperçoit-on, sans microscope, le mouvement de ce fluide dans quelques artères et dans quelques veines (*Exp. LXXXVII, XCI*) : ce mouvement qui n'a pas été, je crois, observé sur d'autres animaux depuis la découverte d'Harvey, se manifeste encore dans le tronc de l'aorte (*Exp. V*) ; tant ses parois sont blanchâtres et diaphanes.

DIX-SEPTIÈME RÉSULTAT.

LES veines et les artères prises dans toute leur longueur, ont une forme conique ; mais considérées d'espace en espace, c'est-à-dire, d'un rameau à l'autre, elles sont cylindriques (*Exp. XI, XVIII, XXXVIII, XC, XCVI, CXVIII, CLX*) : cependant quelques veines présentent, dans toute leur étendue, un égal calibre (*Exp. LXXXVII, CXVIII*).

DIX-HUITIÈME RÉSULTAT.

LES veines ont en général un diamètre plus large que les artères satellites (*Exp. XC, XCIII, XCVI*) : elles sont également plus nombreuses. Le mésentère des salamandres a deux fois plus de veines que d'artères (*Exp. XCVI*). Le cordon ombilical du poussin est pourvu de quatre veines

et de deux artères (*Exp. CXVII*, *CXVIII*, &c.).
Il semblerait donc que le sang étant fourni aux
veines par les artères, aurait dans les premières
un cours moins prompt que dans les secondes;
d'autant plus que les unes et les autres sont également remplies de ce fluide. Mais c'est encore
une de ces théories qui reposent sur des bases, que
l'expérience renverse. Toutes mes observations
prouvent que le fluide veineux circule, avec la
même vîtesse que l'artériel, dans les petits vaisseaux (*Résult. XII*), et dans les gros, tels que
les pulmonaires, les mésentériques, les axillaires, &c. (*Exp. XC*, *XCIII*, *XCVI*, *CLV*).

Ce résultat, entièrement opposé aux recherches d'Haller, m'a fait prendre toutes les précau-
tions qui pouvaient écarter l'erreur. Mais après
avoir bien vu et bien observé, il ne m'a pas été
possible de m'accorder avec ce célèbre physiologiste, sans m'éloigner de la vérité. La cause de
cette différence provient sans doute de ce que
j'ai examiné les vaisseaux dans leur situation naturelle, tandis qu'il les a considérés hors du corps
de l'animal; et on a vu ailleurs (dans l'introduction) combien ce dernier procédé est fécond en
illusions. J'étais donc fondé à croire que la supériorité de vîtesse qu'Haller avait trouvée dans le
fluide veineux, était l'effet de quelque désordre
occasionné par le tiraillement du mésentère : dé-

sordre qui se manifestait avec tant d'évidence, par la stagnation du sang, son oscillation, et ce flux et reflux, qui, suivant l'auteur même, se succédaient alternativement. Cependant l'autorité d'un observateur aussi respectable exigeait de ma part les recherches les plus étendues, que j'ai faites sur les animaux qui avaient été le sujet de ses expériences, c'est-à-dire, les grenouilles. En préparant leur mésentère avec des crochets, tantôt le sang artériel coulait plus rapidement que le veineux ; tantòt celui-ci surpassait l'autre en vîtesse ; tantôt ils avaient l'un et l'autre un mouvement égal : mais toutes les fois que je laissais cette membrane dans sa position naturelle, la circulation était la même dans ce double genre de vaisseaux (*Exp. xcvii*, &c.).

Cette égalité de mouvement n'a lieu néanmoins que lorsque le sang artériel et veineux coule avec force et rapidité ; s'il commence à se mouvoir par jets, il est difficile d'établir entre la vîtesse de l'un et de l'autre quelque comparaison : il faut encore examiner des veines et des artères correspondantes ; car la circulation n'a pas dans toutes les parties la même rapidité ; ainsi elle est plus lente dans les vaisseaux du mésentère, que dans ceux des poumons et du voile du palais (*Exp. xl*, *xli*, *xciii*). Il est même des veines, la splénique et l'hépatique par exemple, où le sang offre le plus grand ralentissement (*Exp. CVI, CVII, CVIII*).

DIX-NEUVIÈME RÉSULTAT.

TELLE est l'influence du gaz atmosphérique sur les vaisseaux du poumon, qu'elle arrête ou diminue leur mouvement, toutes les fois que ce viscère se vide entièrement, soit de lui-même, soit par quelque accident étranger (*Exp. XX, XXXI, XCI*). Le cours du sang cesse aussi, après l'écoulement de toute la bile, dans les artères et les veines de la vésicule du fiel (*Exp. XLIX, L*).

On a cru, et plusieurs physiologistes pensent encore, que la circulation se fait avec plus de vîtesse dans les poumons que dans les autres viscères : ils se fondent principalement sur ce que le sang y reçoit, outre l'impulsion du cœur, une portion du mouvement propre aux poumons.

Il n'est point de recherches que je n'aie faites, pour répandre quelque lumière sur cette importante question. Le résultat n'a pas été le même chez tous les animaux et dans toutes les parties du système vasculaire. Le sang des salamandres coule plus rapidement dans les artères et les veines pulmonaires, que dans les mésentériques et les axillaires (*Exp. XL, XCIII, XCVII*) ; il se meut au contraire dans les premiers vaisseaux avec une vîtesse aussi grande, que dans ceux du

voile du palais et du tissu cutané (*Exp.* XLI ,
LXIII , XCIV). Mais chez les grenouilles et les
raines vertes, la circulation est constamment égale
(d'après toutes mes expériences) dans le systême
vasculaire. Haller avait fait la même observation
sur un crapaud.

VINGTIÈME RÉSULTAT.

Tous les globules rouges circulent-ils avec une
égale vélocité ? L'expérience avait déjà fait voir ,
qu'ils ont, autour des parois, une vélocité moins
grande que dans l'axe des vaisseaux. Ainsi l'eau
coule plus rapidement au milieu d'un canal , que
sur ses bords. Mes observations confirment cette
théorie , quel que soit le mouvement du sang ,
uniforme , irrégulier , oscillatoire ou rétrograde
(*Exp.* XCIX , C , CI , CXXXIV).

VINGT-UNIÈME RÉSULTAT.

LE sang artériel ne diffère du veineux ni par la
couleur, ni par la densité : ils sont l'un et l'autre
également rouges (*Exp.* XCI , XCVI , CXVII), et
conservent hors des vaisseaux la même fluidité et
la même facilité à se coaguler (*Exp.* XCII , CLIX) ;
pourvu qu'ils soient fournis par des rameaux d'un
semblable calibre ; car si l'artère est plus grosse
que la veine , ou la veine plus large que l'artère ,

le sang présente dans le premier cas, un rouge beaucoup plus foncé que dans le second (*Exp.* XCI).

VINGT-DEUXIÈME RÉSULTAT.

C'EST une opinion généralement reçue que le sang d'abord jaunâtre, prend une couleur de rouille, qui se change en un rouge pourpré, à mesure que les animaux avancent en âge.

On croit aussi que le sang tire plus ou moins sur le jaune, s'il diminue en quantité, s'il s'arrête ou ralentit son cours, soit par défaut de nourriture, soit à la suite d'une hémorragie.

Ces deux questions traitées par Malpighi, Sénac, Haller, &c. exigeaient les détails les plus circonstanciés ; et je m'y suis livré, sans aucune prévention contre les travaux de ces hommes illustres, et avec la seule curiosité de savoir jusqu'à quel point la nature répondrait à mes recherches : car dans les questions les plus accréditées, et qui reposent sur des faits, je mets toujours de côté l'autorité qui les établit, lorsque je me propose de les répéter.

Le sang du poussin m'a offert, pendant les trois premiers jours de la couvée, les couleurs que j'ai déjà indiquées ; mais elles se sont présentées à-la-fois, c'est-à-dire, que ce liquide paraissait en même temps jaunâtre dans les petits vaisseaux, d'une teinte de rouille dans les moyens, d'un

rouge

rouge pâle dans les gros et sur-tout dans le cœur (*Exp. cxv*). Je ne parle point des momens antérieurs à la quarantième heure, parce que je n'ai pu voir auparavant ni vaisseaux, ni circulation. Ce mélange de nuances faisait naître dans mon esprit les soupçons les plus fondés : je ne pouvais comprendre pourquoi ce jaune, s'il formait la couleur primitive du sang, ne se manifestait qu'aux extrémités des vaisseaux ; pourquoi surtout le même fluide était diversement coloré dans le cœur, dans le tronc et les rameaux. Cet ensemble de couleurs disparates me semblait devoir être l'effet de quelque illusion optique. Le corps jaune de l'œuf dont l'aspect frappe les regards en même temps que les vaisseaux qu'on examine, peut être la cause de cette erreur. En effet la rougeur fût-elle le partage exclusif du sang, doit participer de la couleur du jaune de l'œuf, dans les vaisseaux où les globules sont en très-petite quantité ; mais à proportion que ce fluide avance dans des rameaux plus larges, ses élémens deviennent plus nombreux et plus rapprochés ; et leur rougeur balançant l'éclat de la substance jaunâtre, offre une couleur qui tient de l'une et de l'autre nuance. Parvenu enfin dans les troncs, le sang reprend le brillant qui le caractérise, parce que les globules y détruisent par leur réunion, le reflet du corps jaune de l'œuf.

S

Ces raisonnemens sont en outre appuyés sur des faits. Les vaisseaux qui serpentent sur les points dorés de la poitrine et du ventre de la salamandre, ont une couleur différente; les plus gros sont d'un rouge pâle, les moyens orangés, les petits jaunâtres (*Exp. LXIII*). Cependant toutes ces nuances ne proviennent que de la réflexion de la lumière plus ou moins vive du corps jaune de l'œuf, par les membranes des artères et des veines; car il est démontré, au moins jusqu'à présent, que ces animaux n'ont que des vaisseaux sanguins, c'est-à-dire, remplis d'un fluide composé de globules rouges.

Si l'on ouvre les vaisseaux dans lesquels le sang paraît à la fois jaune ou d'une couleur de rouille, le liquide qui s'en échappe forme près du trou un caillot d'un rouge également foncé (*Exp. CLV*).

En transportant avec adresse sur une lame de verre quelques artères et quelques veines, sans troubler leurs mouvemens et sans enlever aucune portion du jaune de l'œuf, le sang présente dans tous ces vaisseaux la même couleur rouge, si ce n'est qu'elle est moins foncée dans les petits (*Exp. XXXVII de la IIIe dissert.*).

On apperçoit quelquefois, avant la quarantième heure de la couvée, un point jaunâtre qui examiné au microscope, sans aucune portion du jaune de l'œuf, ne paraît être qu'un petit corps rougeâtre parsemé de vaisseaux sanguins à peine ébauchés (*).

Tous ces faits me semblent établir que le rouge est la couleur primitive du sang, quoiqu'il soit très-pâle pendant les premiers jours de la formation de l'animal, et qu'il n'acquière le brillant du pourpre et de l'écarlate, qu'après l'entier développement des systêmes organiques.

Les animaux à sang froid présentent les mêmes phénomènes ; ils n'offrent même aucune trace des nuances qu'on apperçoit chez le poussin ; parce que leurs vaisseaux sont à l'abri du reflet du corps jaune, ou de toute autre humeur semblable. Le sang des têtards n'a pendant les trois premiers jours de leur naissance, aucune couleur déterminée (*Exp.* CXLV, CXLVI): il prend au quatrième jour une teinte rougeâtre dans les cavités où les globules sont en plus grande quantité, c'est-à-dire, dans les troncs, l'oreillette et le ventricule (*Exp.* CXLVII, CXLVIII). Le nombre et le rapprochement des globules sont même si nécessaires à la rougeur du sang, que sa transparence se maintient jusqu'au seizième et dix-huitième jour dans les petits vaisseaux (*Exp.* CLIV, CLV):toute la masse du sang est colorée au vingt-

____

(*) Je n'ai point rapporté cette expérience avec celles qui concernent le poussin, parce que je l'ai faite depuis.

deuxième (*Exp.* CLVI), d'un rouge qui ac
quiert journellement des nouveaux degrés d'in
tensité.

Il est à remarquer que le sang du poussi
paraît plus ou moins rouge avant le second jou
de la couvée, tandis que celui du têtard n'es
ainsi coloré qu'après le quarantième jour de s
naissance. Dans le premier, le fluide artériel e
veineux offre, au cinquième jour, une nuanc
pourprée (*Exp.* CXXVII) : chez le second, i
est encore d'un rouge pâle et délayé au cinquan
tième (*Exp.* CLXII), et n'acquiert qu'après l
soixantième, ou plutôt le soixante - onzième
tout l'éclat qu'il offre dans les animaux adulte
(*Exp.* CLXIV , CLXV) : la chaleur faible e
presque nulle des têtards, relativement à cell
du poussin, me semble être en partie la cause d
cette différence.

Le second examen que je m'étais proposé
c'est-à-dire, si la rougeur du sang se change e
une couleur jaune, par une perte trop considérable de ce fluide, ou à la suite d'une longue
privation d'alimens, m'a fourni des faits qui m'ont
encore forcé d'adopter une opinion contraire au
sentiment d'Haller. J'ai apperçu, à la vérité, ce
jaune et même ce mélange rouge et jaunâtre
dont parle cet auteur; mais je me flatte de prouver que ces nuances sont, comme dans le pous-

sin, les effets d'une illusion optique. En examinant à la lumière réfractée (dont se servait Haller), le mésentère de plusieurs grenouilles privées depuis long-temps de nourriture, j'apperçois un blanc obscur dans les petites artères et les petites veines de cette membrane, une teinte jaunâtre dans les moyennes, un jaune foncé dans les grosses, enfin une rougeur plus ou moins vive dans les troncs ; mais si je substitue, sans changer de lentille, la lumière réfléchie à la réfractée, il ne reste de toutes ces nuances que le rouge, dont l'éclat s'étend à l'ensemble des vaisseaux, quoique sa couleur soit beaucoup plus pâle dans les rameaux capillaires, et moins éclatante que dans les animaux qui n'ont pas souffert la faim (*Exp. XXXI, XXXII*).

Les salamandres donnent les mêmes résultats ; mais leur sang se décolorant moins facilement que celui des grenouilles, ce n'est qu'après une plus longue privation d'alimens, qu'on s'apperçoit des effets qui distinguent en elles la lumière réfractée de la lumière réfléchie (*Exp. XXXII*).

Les vaisseaux mésentériques d'une grenouille presque dépourvue de sang, paraissaient rougeâtres à la lumière réfléchie, et d'un jaune luisant ou pâle à la lumière réfractée (*Expér. LXXVIII, LXXXVIII de la III*⁰ *dissertat.*). Tel était même le contraste de ces nuances, qu'elles se manifestaient à l'œil simple dans les gros vaisseaux.

Cette différence entre les résultats de l'une et de l'autre méthode, est susceptible d'une explication satisfaisante. Tous les globules étant isolément perméables aux rayons lumineux, il en résulte que ceux des rameaux capillaires sont tellement enveloppés par la lumière réfractée, que le rouge propre à chacun d'eux, éclipsé par un éclat aussi vif, ne présente qu'une nuance pâle et blanchâtre. Les globules donnent dans les vaisseaux plus gros, soit à raison de leur nombre, soit à cause d'un rapprochement plus intime, un accès moins facile au fluide lumineux, et le rouge du sang tire alors sur un jaune plus ou moins clair. Enfin les troncs et les grandes cavités contiennent une si grande quantité de sang, que les globules étant presqu'inaccessibles à la lumière, ce liquide conserve toute sa rougeur. La lumière réfractée produit donc, dans les artères et les veines mésentériques, les mêmes effets que le jaune de l'œuf sur les vaisseaux du poussin. Mais le sang examiné à la lumière réfléchie par la surface des globules, sans que leur masse en soit pénétrée, manifeste sa couleur véritable et naturelle dans tout le système vasculaire; et si cette couleur paraît moins foncée dans les animaux affaiblis par le défaut de nourriture, c'est plutôt à raison d'une moindre quantité de sang, que par une diminution de sa rougeur.

Concluons de tous ces faits que le rouge est l'unique couleur primitive du sang ; qu'à mesure que l'animal grandit, et le systême vasculaire se développe et se fortifie, cette couleur devient plus vive, et acquiert ensuite la nuance pourprée dont il brille dans l'état de santé ; que le défaut de nourriture , en diminuant l'énergie des forces vitales et par conséquent du cœur et des vaisseaux sanguins, affoiblit les divers degrés de cette couleur, au point de les effacer presqu'entièrement ; qu'enfin ces teintes blanchâtres, luisantes, jaunâtres, &c. sont les effets d'une illusion optique produite par une lumière infidelle ou par toute autre cause illusoire.

Je dois à cette occasion avouer une erreur qui s'est glissée dans mon opuscule sur les *reproductions animales*. J'ai dit (*chap.* XXXIV) que les globules des têtards étoient colorés d'un jaune pâle. Je me servais alors de la lumière réfractée, à laquelle le sang de ces animaux paraît véritablement jaune ; mais cette couleur s'éclipse et se change en un rouge vif et foncé, en employant la lumière réfractée (*Exp.* CLIV) dont j'ai fait usage dans les expériences de cet ouvrage qui concernent les têtards.

Il résulte encore de tous les détails dans lesquels nous sommes entrés , que c'est à tort que plusieurs anatomistes célèbres ont admis , outre les artères et les veines , des vaisseaux séreux ou lymphatiques, dans lesquels circulent des globules jaunâtres et transparens. La vérité est , que ces apparences proviennent de la lumière réfractée , et que ces prétendus lymphatiques (5) font partie du système sanguin , puisque les mêmes globules paraissent à la lumière réfractée, jaunâtres ou d'un blanc luisant dans les petits vaisseaux , et d'une couleur rougeâtre dans les gros (*Exp. LXVIII , LXIX , LXX*); et que ces premières nuances se changent à la lumière réfléchie en rouge vif et pourpré : les expériences XXVIII, LXVIII, et surtout LXX , me semblent résoudre éntièrement cette question. Je n'entends point nier l'existence des lymphatiques, par cela même qu'ils se dérobent à la vue ; je crois au contraire qu'indépendamment des vaisseaux sanguins, la machine animale est pourvue de canaux plus petits qui ne contiennent qu'un liquide séreux ou muqueux; je prétends seulement que ceux qu'on a rangés dans cette classe , appartiennent à un ordre différent. Bien plus qu'il circule dans les artères et dans les veines un fluide invisible (6) , dans lequel nagent les globules rouges , c'est un fait acquis, soit par le mouvement qu'ils exécutent dans les vaisseaux capillaires et sur la membrane même du mésentère, sans se toucher les uns les autres (*Exp. LVI, LVIII, LIX, LXVIII, LXXI, LXXIII, CXXX*), et sans recevoir la moindre impression des membranes vasculaires (*Exp. LVIII, LXXIII*); soit en passant du repos au mouvement par une action spontanée, ou plutôt independamment de leur choc réciproque (*Exp. LXXII*) : et ces effets qui se manifestent dans les premiers jours de la naissance des têtards et des petites salamandres (*Exp. LXXIII, CXLIX, CL, CLII*), prouvent sans doute que ce fluide existe à cette époque, parce qu'il est nécessaire non-seulement au maintien de la circulation du sang, mais encore à sa première impulsion.

Je termine ce résultat par une seule observation. J'ai dit en parlant des têtards, que la réunion de plusieurs globules était nécessaire pendant quelques jours, pour qu'il fût possible de distinguer leur rougeur. On ne doit pas interpréter cette assertion dans ce sens, que la couleur du sang provienne de l'assemblage des globules, et qu'ils n'ayent partiellement aucune teinte rougeâtre; je crois au contraire que chaque globule a sa couleur propre, mais qu'elle est isolément si pâle et si faible, qu'elle ne peut frapper nos sens, que lorsque ces molécules sont en grande quantité. En effet les globules du poussin et du têtard examinés un à un, ont tous (à l'exception

des premiers jours) une couleur rouge (*Exp. LVI,*
LXIV, CXXIV, CLIV, CLVI), qui résiste même
quelquefois à l'impression de la lumière réfractée
(*Exp. XLIX*). Cependant leur nombre et leur
rapprochement paraissent avoir la prérogative
d'augmenter la rougeur du sang (*Exp. XXVIII,*
LVI, LXVIII, LXIX).

VINGT-TROISIÈME RÉSULTAT.

Nous avons donné jusqu'à présent le nom de
globules aux particules rouges du sang. En nous
exprimant ainsi, nous nous sommes conformés au
langage des physiologistes et de la vérité. Ces molécules sont d'une figure presque sphérique (*Exp.*
XXVIII, LXV, LXVI, CXV, CXLIX). Il est à
observer que les globules des animaux qui viennent de naître, ont la même forme et la même
grandeur que dans un âge avancé.

VINGT-QUATRIÈME RÉSULTAT.

On a tour-à-tour accordé et refusé aux globules une propriété élastique. Les uns soutiennent
qu'ils éprouvent, soit par le frottement, soit en
passant à travers les sinuosités des vaisseaux, un
changement de figure et de volume ; les autres
affirment que la nature de ces molécules n'est susceptible d'aucune modification apparente.

J'ai cherché à répandre quelque lumière sur

un point aussi contesté que difficile à éclaircir. Les artères dont la pulsation est sensible, paraissaient devoir remplir mon but : car les globules, en déterminant, par leur choc contre les parois vasculaires, le phénomène de la pulsation, éprouvent sans doute une réaction de la part des membranes, qui se communique aux molécules de l'axe ; et les globules ne peuvent céder à un double mouvement, ou plutôt à la puissance de deux forces opposées, sans changer de forme et de volume, si leur organisation leur comporte. Mais telles étaient à la fois la rapidité des corpuscules rouges et la fréquence des frottemens, qu'on ne pouvait voir s'ils étaient élastiques. La compression du cœur, ou la débilité naturelle du système vasculaire permettait, en ralentissant la circulation, de distinguer le mouvement de chaque globule ; mais alors on ne s'appercevait point que leur choc réciproque, ni leur frottement contre les membranes, apportassent aucun changement dans la grosseur et la figure des élémens du sang.

Les artères dont les tuniques sont immobiles ne m'ont point donné un résultat plus satisfaisant. Il en a été de même des vaisseaux capillaires dans lesquels les globules se meuvent un à un, sans jamais toucher les bords, quoiqu'ils les côtoyent d'assez près (*Exp. LVIII, CXXX*).

Fatigué d'avoir fait tant de recherches inutiles, je renonçai à une entreprise, que j'aurais
sans doute tout-à-fait oubliée, si le sang des
branchies d'une jeune salamandre n'eût réveillé
ma curiosité, ou plutôt offert la solution que je
cherchais : j'eus le plaisir d'observer que les globules de cet animal étaient élastiques, et je m'en
assurai d'une manière si positive, qu'il ne me resta
plus aucun doute sur cette importante et délicate
question. Le lecteur trouvera les détails de cette
observation dans l'expérience LXXIII.

Quoiqu'Haller ait vu pendant deux fois les globules changer de forme et de volume, il met
néanmoins en doute leur élasticité. Voici comment s'exprime ce célèbre physiologiste : « In
» numerosissimis animalculis minoribus globulos
» solitarios per minimas venulas, ferri vidi, per-
» que frequentes earum venarum anfractus iter
» sibi aperire. Vidi quantum ad excitandam eam
» opinionem satis est, sed id utique non vidi quod
» sufficiat ad convincendum hominem unice veri
» studiosum, micatio enim aliqua adfuit, alterius-
» que subinde fasciculæ, lucidæ modo, et modo
» obscuræ in globulo alternæ apparitio ».(*Physiol.*
tom. 11, pag. 59.)

Je ne puis qu'applaudir à la sage réserve
d'Haller, et je conviens que le fait qu'il rapporte
ne peut entièrement résoudre la question dont il

desire la solution. Je dirai même que son observation était fondée ; car le changement des globules, ou plutôt l'illusion optique, produite par
la lumière réfractée dont se servait cet écrivain,
disparaissait à la lumière réfléchie. Mais l'expérience dont j'ai parlé ayant été faite à la lumière réfléchie , détruit tout soupçon d'apparence mensongère. Les globules éprouvaient
d'ailleurs un alongement si sensible et si considérable, qu'il égalait presque la moitié de leur
grosseur. Ils prenaient en outre une figure correspondante aux angles et aux sinuosités des vaisseaux, et recouvraient, après en être sortis, leur
forme primitive et naturelle. Je dois cependant
avouer qu'il est infiniment rare d'observer avec
la même évidence ce changement dans la figure
des globules. A l'exception même de cette expérience, en quelque sorte accidentelle, que j'ai
voulu plusieurs fois répéter, je n'ai jamais trouvé
que les élémens du sang fussent doués d'une force
d'élasticité.

VINGT-CINQUIÈME RÉSULTAT.

On a cru, d'après Lewenhoeck, que les animaux
à sang chaud ont, proportion gardée, un plus grand
nombre de globules que ceux à sang froid. Cette
opinion est fondée, si l'on considère cette double
classe d'animaux dans les premiers jours de leur

naissance ; mais en établissant la même comparaison dans un âge plus avancé, la disproportion cesse d'exister. Ainsi les têtards et les petites salamandres sont fournis (eu égard au volume de l'individu) d'une moindre quantité de globules sanguins, que le poussin renfermé dans l'œuf. Il n'est pas rare de trouver chez les premiers des portions de ramifications capillaires dépourvues de globules (*Exp. LXXIII, CXLIX, CL, CLII*) ; dans le second, au contraire, je n'ai vu, qu'une seule fois, des rameaux qui n'étaient pas entièrement remplis de molécules rouges. Ces corpuscules sont également plus nombreux et plus près les uns des autres dans les vaisseaux gros et moyens du poussin, que dans ceux des têtards et des jeunes salamandres ; mais à mesure que ces deux animaux grandissent, la masse et le rapprochement des globules augmentent ; en sorte qu'après l'entier développement du système vasculaire, leurs artères et leurs veines contiennent autant de sang que celles du poussin. Il en est de même (d'après toutes mes expériences) des grenouilles, des raines-vertes, des lézards gris et verts. Il faut cependant que ces animaux n'aient éprouvé la faim, ni souffert d'aucune autre manière ; car ils ont alors beaucoup moins de globules. Haller avait fait la même observation sur les grenouilles.

VINGT-SIXIÈME RÉSULTAT.

To u s les globules d'un animal ont-ils la même figure et la même grosseur? C'est le résultat de toutes mes expériences ; cependant ces molécules sont dans la salamandre, les unes d'une forme sphé-roïdale, les autres rondes et d'une moitié environ plus petites (*Exp. LXVI , LXVII , LXX*).

VINGT-SEPTIÈME RÉSULTAT.

I l y a cette différence entre le poussin et les animaux à sang froid , que ceux-ci, quels que soient l'âge et la grosseur , ont des vaisseaux assez transparens pour qu'on puisse y voir la cir-culation. Mais à proportion que le poussin se dé-veloppe , ce spectacle devient chez lui moins sensible et moins agréable , et cesse même d'être visible ; tant les parois vasculaires acquièrent d'épaisseur. C'est vers le cinquième jour de la couvée que le mouvement du sang commence à se dérober à la vue dans les troncs ombilicaux (*Exp. CXXVII , CXXVIII*) ; il n'est apparent au sixième, que dans les rameaux d'un moyen calibre (*Exp. CXXX*). L'opacité des membranes s'étend peu à peu aux vaisseaux plus petits dans lesquels on apperçoit difficilement , au dix-neuvième jour, le cours du sang (*Exp. CXLIII*).

Les vaisseaux de la membrane du jaune de l'œuf permettent à peine de voir, après le quatorzième jour, la circulation du sang (*Exp. CXL*). Les artères et les veines du poussin cessent d'offrir à la même époque un spectacle aussi curieux, autant par leur opacité et leur enfoncement dans le tissu cellulaire, qu'à raison des plumes dont cet animal est déjà revêtu.

VINGT-HUITIÈME RÉSULTAT.

Nous terminerons ces résultats par une seule remarque sur l'organisation du systême vasculaire du poussin. On ne voit d'abord que deux veines et deux artères principales (*Exp. CXV*); il se manifeste ensuite deux autres petites veines, qui croissent de manière à recouvrir les deux grosses artères (*Exp. CXVII, CXVIII, CXIX*), ou à suivre la même direction (*Exp. CXLIV*). On découvre enfin un nombre prodigieux de rameaux de toute espèce, dont il ne paraissait aucune trace pendant les premiers jours de la formation de l'animal (*Expér. CXVII, CXXVII, CXXVIII*).

Faut-il penser que ces nouveaux vaisseaux se sont formés durant la couvée de l'œuf ? Un partisan de l'épigénèse, c'est-à-dire de cette théorie dans laquelle on suppose que les êtres s'organisent d'une manière graduelle et successive, adopterait

terait sans doute l'affirmative. Mais devons-nous conclure qu'une chose n'existe point, par cela seul qu'elle se dérobe à la vue ? L'organisation des viscères du poussin (pour nous renfermer dans notre sujet) est absolument invisible pendant les premiers jours de la couvée. Ne sommes-nous pas forcés néanmoins à admettre leur préexistence , puisque cet oiseau remplit alors les principales fonctions de la digestion , de la nutrition , des sécrétions , &c. ?

On n'apperçoit le poumon et le foie du poussin que lorsque chacun de ces viscères a un volume égal à la millième partie d'un pouce : les extré-mités ne sont visibles qu'à la soixante-dixième heure , la rate à la cent trente-unième , l'esto-mac à la cent trente-huitième , les intestins , les reins , &c. à la cent quarantième heure. Devons-nous croire cependant que toutes ces parties se sont formées les unes après les autres , s'il est vrai sur-tout, comme Haller l'a démontré , que le poussin préexiste à la fécondation? Mais si ses divers systêmes n'ont pas été créés succes-sivement , ne peut-on pas présumer que la nature a suivi la même marche à l'égard des nouveaux vaisseaux du poussin , c'est-à-dire, qu'ils existaient en même temps que les artères et les veines qui se sont d'abord manifestées;

T

mais que leur développement s'est opéré plus tard, parce que le sang n'a pu (à raison sans doute de la petitesse du diamètre) y pénétrer avec autant de facilité.

TROISIÈME DISSERTATION.

Des phénomènes de la circulation languissante ;
des mouvemens du sang indépendans de l'action du cœur ; de la pulsation des artères.

EXPOSÉ SYNTHÉTIQUE DES EXPÉRIENCES.

SECTION PREMIÈRE.

*Des phénomènes de la circulation languis-
sante* (1).

EXPÉRIENCE PREMIÈRE.

Sur une grenouille.

LA grenouille était des plus grosses, et la circulation se faisait dans les artères et les veines
mésentériques avec autant de force que de rapidité. Trente-six heures après, le fluide veineux
offrait un mouvement ordinaire, et l'artériel un

______

(1) J'entends par *circulation languissante*, celle qui diminue peu à peu par les tourmens et l'anéantissement,
en quelque sorte, progressif de la vitalité des organes.

T 2

cours inégal, c'est-à-dire moins rapide pendant la diastole du cœur. Au second jour le sang coulait à peine dans les veines ; il s'arrêtait à chaque diastole dans les artères, et reprenait seulement quelques degrés de vîtesse lorsque le cœur se contractait. Au commencement du troisième jour on ne distinguait plus la vîtesse de ce fluide : les vaisseaux, à l'exception des petits rameaux, en étaient remplis.

Je ne dois pas omettre que j'avais placé sous des vases de verre (sans interrompre néanmoins la communication avec l'air externe) les différens animaux qui ont été soumis à ces recherches : de cette manière la circulation se maintient plus long-temps, parce que les membranes et les vaisseaux se desséchent avec moins de facilité, qu'en les laissant exposés à l'agitation du fluide atmosphérique.

EXPÉRIENCE II.

QUOIQUE le sang des vaisseaux mésentériques circulât avec rapidité, il avait néanmoins perdu de sa couleur.

Le fluide veineux a insensiblement diminué de vélocité, au point de ne manifester aucune apparence de mouvement. Huit à neuf heures après, le sang artériel se mouvait plus lentement dans la diastole que pendant la systole du cœur ; il a ralenti peu à peu son cours durant l'une et l'autre période, et s'est enfin arrêté d'une manière imperceptible dans toutes les ramifications.

EXPÉRIENCE III.

Sur quatre grenouilles.

JE rapporterai seulement les résultats : la circulation a cessé tantôt plus vîte, tantôt plus tard. Les phénomènes du ralentissement du sang ont été les mêmes que dans l'expérience précédente. Tous les vaisseaux (ceux d'une grenouille exceptés) paraissaient également remplis de ce fluide.

EXPÉRIENCE IV.

Sur deux salamandres.

APRÈS dix-huit heures, l'impulsion du cœur s'étendait à peine jusqu'aux artères. Quoique le sang stagnât, au commencement du troisième jour, dans les petits vaisseaux, il conservait néanmoins quelque vîtesse dans les moyens et dans les gros. La circulation ayant cessé, la plupart des vaisseaux sont restés pleins de sang.

EXPÉRIENCE V.

Sur deux lézards gris.

LA circulation s'est arrêtée plutòt dans les lézards que dans les salamandres et les grenouilles. Les petits rameaux sont presque vides : le sang s'est porté dans les gros vaisseaux : son mouvement a cessé de la même manière que dans les expériences précédentes.

EXPÉRIENCE VI.

Sur plusieurs salamandres , grenouilles et lézards gris.

JUSQU'ICI le mésentère avait été légèrement déployé : je n'ai voulu dans cette expérience le déplacer , ni même déchirer les tégumens , que lorsque la débilité du système vasculaire me paraîtrait entraîner celle de la circulation. Je laissais les animaux étendus sur la potence pendant deux ou trois jours, après lesquels j'en faisais la préparation. La circulation finissait alors d'une manière graduelle et insensible, conforme en tout à ce que nous avons déjà noté. Les artères et les veines restaient ordinairement remplies de sang.

EXPÉRIENCE VII.

Sur plusieurs têtards : le septième jour de leur naissance.

J'AI mis sur un verre de montre plusieurs têtards dont la vie s'est éteinte par degrés. Les vicissitudes auxquelles la circulation était alors assujétie, faisaient l'objet principal de mes recherches. Le cours du sang n'était visible que dans les branchies, semblable, ainsi que je l'ai dit ailleurs (*Exp. CXLIX, CLI de la 1ʳᵉ dissert.*), à une roue qui tourne et s'arrête alternativement. Cette roue (les têtards étaient hors de l'eau) a continué le même jeu pendant un quart-d'heure : les tours sont devenus moins fréquens ; ils ne s'exécutaient ensuite qu'à moitié ; le sang a cessé tout mouvement, et les vaisseaux des branchies en sont restés pleins.

EXPÉRIENCE VIII.

Le douzième jour.

LES têtards étaient, depuis dix-neuf minutes, hors de leur élément naturel. La circulation a dès-lors commencé à se troubler. Le sang veineux de la queue et de la tête a perdu de sa vélocité, et l'artériel discontinué de se mouvoir toutes les fois que le cœur se dilatait. Cette immobilité a duré plus long-temps ; et le cours du sang s'est ralenti de plus en plus, à chaque systole, dans les artères et dans les veines ; la circulation a insensiblement fini. Il est à remarquer qu'elle a plutôt cessé dans les endroits les moins proches du cœur. Les vaisseaux sont restés pleins de sang.

EXPÉRIENCE IX.

Le dix-huitième jour.

CETTE expérience ne diffère de la précédente, qu'en ce que les têtards étant devenus plus robustes et plus vigoureux, la circulation s'est ralentie moins rapidement et par conséquent arrêtée beaucoup plus tard.

Ignorant si les vaisseaux éloignés du cœur perdent leur mouvement avant ceux qui en sont plus rapprochés, à raison de leur distance, ou de leur plus prompt dessèchement (car les vaisseaux des extrémités se dessèchent plus vîte), j'ai tâché d'entretenir dans les uns et les autres une égale humidité. Mais la circulation a cessé dans les artères et les veines de la queue, plutôt que dans celles de la tête ; d'où j'ai conclu que cette immobilité du sang provenait du plus grand éloignement des vaisseaux.

EXPÉRIENCE X.

Résultat de plusieurs expériences sur des tétards d'un âge plus avancé.

En les laissant mourir lentement, on observe les phénomènes que nous avons déjà rapportés, c'est-à-dire que la circulation s'arrête d'une manière graduelle et insensible ; qu'elle finit plus tard dans les artères et les veines les moins éloignées du cœur, et que les vaisseaux restent ordinairement pleins de sang.

EXPÉRIENCE XI.

Je suis passé à l'examen des animaux à sang chaud, je veux dire du poussin. L'œuf était d'une poule d'Inde ; il avait deux jours de couvée. Dix minutes après la préparation, le cœur battait moins fréquemment : le fluide artériel s'arrêtait pendant la diastole, et le veineux avait un cours uniforme, mais extrêmement lent. Dix minutes plus tard, les pulsations du cœur étaient moins nombreuses ; et à chaque diastole le sang cessait même de circuler dans les veines. Cependant le reste de mouvement que ce liquide conservait durant la systole, a disparu peu à peu dans les petits et dans les gros vaisseaux de l'une et de l'autre espèce, et l'immobilité est devenue générale. Le sang s'est accumulé dans les parties voisines du cœur.

EXPÉRIENCE XII.

L'œuf qui était aussi d'une poule d'Inde avait quatre jours de couvée. Les résultats ont été les mêmes que dans l'expérience précédente, avec cette différence que le sang, avant de s'arrêter, a oscillé d'abord dans les petites artères, ensuite dans les moyennes, enfin dans les gros troncs.

EXPÉRIENCE XIII.

Nous avons jusqu'ici laissé mourir lentement les animaux soumis à nos recherches. Quelles seraient les vicissitudes de la circulation, s'ils périssaient d'une mort violente ? L'expérience était facile et méritait d'être tentée. Après avoir préparé le mésentère de deux grenouilles, je les ai plongées pendant quelques minutes dans un vase rempli d'un gaz sulfureux : la circulation s'est tout-à-coup arrêtée, tant la mort a été prompte. Le sang dont les vaisseaux étaient remplis, avait une couleur terreuse.

EXPÉRIENCE XIV.

L'expérience précédente n'ayant point rempli mes vues, j'ai varié celle-ci, de manière que la vapeur du soufre frappait la tête de la grenouille dans le temps même où j'examinais le mésentère. Le sang a oscillé, il a augmenté de vîtesse, il a rétrogradé, il est devenu immobile, à raison sans doute des convulsions dont l'animal était agité : mais à peine l'éloignement de la vapeur du soufre avait mis fin à ces mouvemens convulsifs, que la circulation reparaissait avec moins de vélocité. L'animal a cessé peu à peu de vivre, et les vaisseaux ont conservé tout le sang qu'ils avaient auparavant.

EXPÉRIENCE XV.

J'AI exposé à différens intervalles deux grenouilles à une vapeur moins forte : toutes les fois qu'elles en éprouvaient les effets, les convulsions avaient lieu et la circulation présentait les irrégularités déjà notées. Mais lorsque le calme renaissait, le sang reprenait son cours ordinaire et diminuait d'autant plus de vîtesse, que ces animaux étaient plus souvent exposés aux émanations du soufre.

EXPÉRIENCE XVI.

J'AI mis plusieurs grenouilles dans le vide d'une machine pneumatique. Leur mésentère était placé de manière que je pouvais l'observer avec le mi-

croscope. On sait que ces animaux vivent long-
temps sans air. Le sang artériel et veineux, après
avoir circulé pendant deux heures avec sa vélocité ordinaire, a offert un mouvement inégal, ou
plutôt un simple ralentissement qui s'est terminé,
trois heures plus tard, par un repos absolu. J'ai
alors retiré du récipient les grenouilles, qui n'a-
vaient aucune apparence de vie.

ÉXPÉRIENCE XVII.

Sur plusieurs lézards gris, grenouilles et sala-
mandres.

J'AI placé séparément ces animaux dans le vide
de la machine pneumatique. Les résultats ont
été les mêmes que dans l'expérience précédente ;
si ce n'est que le sang s'est arrêté tantôt plus
vîte, tantôt plus tard.

EXPÉRIENCE XVIII.

Sur deux grenouilles.

QUOIQUE le défaut d'air n'eût apporté aucun
changement dans la circulation, il me semblait
que je ne devais point me borner à ces expériences. Lorsque j'y soumettais les animaux, le
sang se mouvant avec rapidité, pouvait éprouver
des retards que l'œil n'appercevait point ; ainsi

il ne peut distinguer les faibles degrés de vîtesse que perd un corps dont le mouvement est extrêmement rapide. Je n'ai donc fait le vide qu'au moment où la circulation commençait à s'arrêter ; mais le sang a conservé invariablement le reste du mouvement dont il était agité.

SECTION II.

Des effets de la gravité du sang.

EXPÉRIENCE XIX.

AVANT d'examiner les effets de la gravité du sang dans les artères et les veines, j'ai voulu connaître ceux qui se manifestent hors de ces vaisseaux. Je recevais dans un petit vase rempli d'eau de puits, quelques gouttes de sang fournies par l'aorte ou la veine cave d'une salamandre vivante. Ce fluide formait de suite plusieurs flocons, dont les filamens se prolongeaient jusqu'au fond du vase, où ils déposaient une pellicule rougeâtre, qui n'était, au microsoope, qu'un agrégé de globules sanguins.

EXPÉRIENCE XX.

LE sang veineux et artériel qui s'était déjà coagulé avant de toucher la surface de l'eau, s'est précipité au fond du vase avec plus de rapidité que dans l'expérience précédente.

EXPÉRIENCE XXI.

On peut faire périr les salamandres de différentes manières, sans que le sang se coagule de suite, au moins dans les vaisseaux gros et moyens. Une décharge électrique, ou une forte dose de sel commun dont on couvre l'animal, remplit ordinairement ce but. Après avoir employé le premier de ces moyens sur une salamandre, je l'ai suspendue par la tête, en sorte que son corps était perpendiculaire à l'horizon. Le sang de la veine cave et de l'aorte s'est à l'instant précipité dans les parties inférieures ; mais il a repris son état primitif, en plaçant cet animal dans une situation horizontale. Ce fluide se dirigeait rapidement vers la tête, si je renversais la salamandre, et redescendait dans les vaisseaux de la queue, lorsque je changeais la position de cette extrémité.

Les vaisseaux moyens présentaient les mêmes phénomènes ; cependant ils éprouvaient plus tard les effets de la gravité : les petits rameaux semblaient presque indépendans des loix de cette force.

EXPÉRIENCE XXII.

J'ai enlevé toutes les parties contenues dans l'intérieur de la poitrine, sans offenser les deux troncs de l'aorte descendante (*Exp. II de la 1ʳᵉ dissert.*), dans lesquels il est resté quelques gouttes de sang. Ce fluide passait rapidement des troncs à l'aorte, toutes les fois que la tête de l'animal était dans une situation perpendiculaire ; et si je la renversais de haut en bas, le sang rentrait de l'aorte dans les troncs avec la même vélocité.

EXPÉRIENCE XXIII.

Le mésentère était armé de crochets depuis une heure et demie, et la circulation se faisait dans plusieurs veines avec une extrême lenteur. J'ai changé la position du mésentère, et l'ai placé avec les intestins, de manière que le sang veineux fût obligé de monter perpendiculairement. Mais bien loin de suivre cette direction, il s'est tout-à-coup arrêté. J'ai mis cette membrane dans une situation également favorable à l'action de la gravité et au cours naturel de ce fluide ; le sang a dès-lors manifesté quelques degrés de vîtesse ; il a repris sa vélocité ordinaire avec l'état primitif du mésentère.

EXPÉRIENCE XXIV.

J'ai placé horizontalement le mésentère d'une grenouille tendu avec des crochets ; le sang d'une artère a diminué de vîtesse pendant la diastole du cœur. Ce vaisseau a été mis dans une situation favorable à la force de gravité, et la circulation s'est faiblement accrue. Ayant renversé le mésentère, j'ai vu le sang s'élever à chaque systole du cœur, mais retomber de suite vers la fin de la contraction. Le cours de ce liquide a dégénéré en un mouvement d'oscillation, au moyen duquel les globules montaient ou descendaient suivant la systole ou la diastole du cœur.

EXPÉRIENCE XXV.

Le sang circulait avec rapidité dans les artères mésentériques : la gravité n'a rien changé à son mouvement, quelle qu'ait été la position des vaisseaux, perpendiculaire, horizontale, &c.

EXPÉRIENCE XXVI.

Une artère après avoir traversé le mésentère, formait sur l'estomac un nombre infini de plis et de replis. Le sang s'y mouvait si rapidement, qu'on ne pouvait distinguer l'action favorable ni contraire de la gravité.

Un

Un des vaisseaux artériels du mésentère recevait à la fois quatre ou cinq globules : leur mouvement devenait plus rapide, s'il était secondé par la gravité, et s'arrêtait presque, lorsque cette force agissait dans un sens opposé.

EXPÉRIENCE XXVII.

PLUSIEURS rameaux veineux se réunissent à l'issue de l'estomac en un seul tronc : le sang y circule avec lenteur lorsque je mets ces vaisseaux dans une position horizontale ; mais s'ils éprouvent l'action favorable de la gravité, ce liquide redouble de vîtesse et s'arrête au contraire , toutes les fois qu'il est obligé de se mouvoir contre son poids.

EXPÉRIENCE XXVIII.

EN laissant l'animal dans une situation horizontale , le sang se meut à peine dans la veine du péritoine (*Exp. LXXXVII de la 1ʳᵉ dissert.*) : il se précipite avec une égale rapidité dans les vaisseaux de la queue ou de la tête , suivant la position qu'on donne à ces deux parties : dans le premier cas , le mouvement de la veine imite celui d'une artère ; dans le second, ce vaisseau reprend son action naturelle.

V

EXPÉRIENCE XXIX.

LE sang circule lentement dans la veine ca
descendante et dans les rameaux qui s'y anast
mosent. En plaçant la tête de la salamandre da
une position perpendiculaire à l'horizon, ce flui
rétrograde jusqu'à l'origine de la queue, et r
flue en partie dans les ramifications de la vei
cave : il se précipite au contraire dans l'intérie
de la tête, en la tournant de haut en bas.

EXPÉRIENCE XXX.

LA position des veines pulmonaires n'a appor
aucun changement dans le mouvement du san,

EXPÉRIENCE XXXI.

LE sang de la veine cave descendante circul
plus rapidement qu'à l'ordinaire. En l'obligeant
remonter, il continue son cours vers la tête ; ma
il est deux fois moins prompt, que lorsque je plac
ce même vaisseau dans une situation diamétrale
ment opposée.

EXPÉRIENCE XXXII.

UN vaisseau capillaire des ovaires offrait u
mouvement d'oscillation, sur lequel l'action fa
vorable ni contraire de la gravité n'avait aucun
influence.

Le sang ne circulait plus dans les deux tiers inférieurs d'une artère pulmonaire ; mais il parcourait tout ce vaisseau, s'il était secondé par sa pesanteur : il s'arrêtait tout-à-fait, lorsqu'on donnait à l'artère une direction opposée au cours naturel de ce liquide.

EXPÉRIENCE XXXIII.

Si la veine cave descendante forme du côté de la queue un angle aigu avec l'horizon, le sang se dirige vers le cœur avec la même vîtesse que lorsque ce vaisseau est dans une position horizontale. Mais à mesure que l'angle augmente, la circulation perd de sa vîtesse et s'arrête entièrement, lorsqu'il est d'environ quatre-vingts degrés.

EXPÉRIENCE XXXIV.

J'ai mis dans une position verticale les rameaux capillaires des portions musculeuses du cou (*Exp.* LII *de la* Ire *dissert.*), sans que le sang ait augmenté ni diminué de vîtesse.

EXPÉRIENCE XXXV.

J'ai placé la veine cave descendante et plusieurs veines capillaires dans une situation contraire à la gravité du sang : ce fluide a cessé à l'instant de se mouvoir dans le premier vaisseau, et s'est précipité du côté de la queue : la circulation n'a éprouvé dans les veines aucun retard.

Ces vaisseaux ont été situés de manière que la pesanteur secondât le mouvement naturel du sang : il s'est alors dirigé de la veine cave dans le cœur, sans perdre de sa vîtesse dans les petites veines.

EXPÉRIENCE XXXVI.

LES globules d'une petite artère mésentérique secondés par la force de gravité, ont un mouvement uniforme que la systole du cœur augmente ; mais s'ils sont obligés de suivre une direction contraire à leur poids et à leur impulsion naturelle ; ils s'arrêtent pendant la diastole.

EXPÉRIENCE XXXVII.

Sur le poussin.

Quarante - trois heures de couvée. Sur cinq œufs.

IL n'est pas aussi facile de déterminer les effets de la gravité du sang dans le poussin que dans la salamandre : après avoir attaché sur la potence ce dernier animal , on peut le tourner et retourner de toutes les manières sans déranger les artères et les veines de leur situation naturelle.

Mais lorsqu'on soulève les vaisseaux ombilicaux du poussin, la membrane du jaune retombe par son propre poids, et rompt en tout ou en partie les rameaux qu'elle entraîne. Il est cependant possible de parer cet accident, en détachant légèrement cette membrane, qu'on met sur une lame de verre. Les vaisseaux qu'on peut ainsi déplacer sans que la circulation se trouble, permettent, au moyen de la lame de verre, de leur donner toutes les positions auxquelles on desire les soumettre. C'est de cette manière que j'ai fait les expériences suivantes.

Le sang des artères ombilicales circule par jets aussi rapides que fréquens dans les œufs qui ont quarante-trois heures de couvée (*Exp. cxv de la 1ʳᵉ dissert.*) : il remonte contre son poids , si la pente est douce ; mais lorsqu'elle a trop de rapidité , autant il avance dans la systole , autant il rétrograde dans la diastole.

Avant de transporter les vaisseaux sur la lame de verre , je distinguais dans le sang un mélange de couleurs de rouille, de jaune et de rouge (*Exp. cxv de la 1ʳᵉ dissert.*). Mais après leur déplacement , ce fluide devenait plus ou moins rouge suivant le diamètre de ces vaisseaux, pourvu qu'il ne se fût attaché au verre aucune portion du jaune de l'œuf ; car on appercevait alors les trois nuances dont nous avons parlé.

EXPÉRIENCE XXXVIII.

Deux jours de couvée. Sur trois œufs.

TELLE était la position des deux artéres ombi-licales, que la force de gravité ne pouvait être contraire à l'une, sans être favorable à l'autre. Le sang se mouvait à peine dans le premier de ces vaisseaux ; il avait dans le second un cours rapide et uniforme.

EXPÉRIENCE XXXIX.

Deux jours et trois heures de couvée. Sur un œuf.

LES deux veines ombilicales éprouvaient, ainsi que dans l'expérience précédente, les effets favo-rables et contraires de la gravité ; mais comme le sang a dans ces vaisseaux un cours opposé au fluide artériel, il redoublait de vîtesse dans la veine qui se dirigeait de haut en bas, et perdait de son mouvement dans celle qui remontait de bas en haut ; la position verticale de cette der-nière suspendait même la circulation.

EXPÉRIENCE XL.

Deux jours et dix-huit heures de couvée. Sur deux œufs.

On distingue déjà les petites veines qui serpentent sur le tronc des deux artères ombilicales (*Exp. cxvii de la 1ʳᵉ dissert.*) : celles-ci ne peuvent éprouver l'action contraire de la gravité, sans que cette force ne seconde le mouvement des autres ; aussi le fluide artériel diminue de vîtesse et le veineux conserve son cours ordinaire.

EXPÉRIENCE XLI.

A la même heure. Sur deux œufs.

J'exposais à l'action favorable ou contraire de la gravité les petites artères qui se replient de suite vers le cœur avec le caractère veineux (*Exp. cxvi de la 1ʳᵉ dissert.*). Les vaisseaux qui donnaient passage à plusieurs globules, éprouvaient plus ou moins les effets de cette force ; mais ceux qui ne recevaient qu'une série de ces molécules, paraissaient entièrement ou presque indépendans de la gravité.

SECTION III.

Des effets qui se manifestent dans le sang, après avoir ouvert ou déchiré quelques vaisseaux.

EXPÉRIENCE XLII.

LE sang circulait dans tous les vaisseaux du mésentère, lorsque j'ai ouvert une artère de cette membrane. Il s'est à l'instant formé deux courans opposés, l'un entre l'extrémité du vaisseau et l'ouverture, l'autre entre le cœur et l'ouverture même : le premier avait un mouvement rétrograde ; le second continuait son cours avec plus de rapidité. Après un choc mutuel, ils se sont échappés l'un et l'autre par l'endroit qui offrait le moins de résistance, c'est-à-dire, par le trou de l'artère.

EXPÉRIENCE XLIII.

LA circulation avait cessé dans la veine du péritoine, lorsque j'ai ouvert ce vaisseau ; il s'est de suite manifesté deux courans opposés qui ont jailli travers l'ouverture. Si la veine était dans une position horizontale, le mouvement des deux courans paraissait également rapide ; mais en formant un angle avec l'horizon, la colonne qui montait, avait un cours plus lent que celle qui descendait.

EXPÉRIENCE XLIV.

LA veine cave descendante expérimentée de la même manière que la veine du péritoine, a donné un résultat semblable.

EXPÉRIENCE XLV.

J'AI fait une petite incision à la veine pulmonaire, dans laquelle le sang circulait avec rapidité. Les deux courans opposés se sont échappés par l'ouverture, et le sang des rameaux voisins s'est dirigé plus promptement vers cette veine. Un quart-d'heure après, la colonne rétrograde se mouvait avec plus de lenteur que le courant ordinaire : elle a offert ensuite un mouvement oscillatoire qui s'est beaucoup plus propagé vers l'extrémité du poumon, que du côté de son origine. Enfin la colonne rétrograde s'est identifiée avec le courant ordinaire, et l'une et l'autre (un grumeau de sang ayant bouché l'ouverture) ont continué leur trajet vers l'oreillette; la circulation s'est ainsi rétablie dans la veine pulmonaire.

L'ouverture de la veine de l'autre poumon ayant établi les deux mouvemens opposés, la colonne rétrograde poussée par le courant ordinaire, s'est dirigée, après huit minutes, vers le cœur. Le sang a repris ensuite son cours naturel, quoiqu'il s'écoulât à travers l'incision quelques gouttes de ce liquide.

EXPÉRIENCE XLVI.

J'ai ouvert un des gros rameaux de la veine cave descendante. Bien que le sang eût cessé de circuler, il a formé à l'instant deux courans qui se sont échappés par l'ouverture : celui du côté de la veine cave a fourni une plus grande quantité de globules.

Une autre incision pratiquée dans un second rameau également immobile, a donné le même résultat.

EXPERIENCE XLVII.

J'ai ouvert le tronc veineux mésentérique : le sang de la veine splénique (*Exp. cvi de la 1re dissert.*) a passé du repos au mouvement le plus accéléré et s'est dirigé vers le trou, par lequel il s'est écoulé, goutte à goutte, pendant trois quarts-d'heure.

EXPERIENCE XLVIII.

La circulation se faisait avec lenteur dans les veines mésentériques et dans leurs ramifications. Le tronc de ces vaisseaux a été à peine ouvert, que le sang s'est précipité à travers l'incision, sans excepter même celui des rameaux qui se

prolongeaient jusqu'aux intestins : toutes ces veines conservaient encore, après onze minutes,
quelque reste de mouvement.

EXPERIENCE XLIX.

J'AI incisé le tronc de la veine pulmonaire ; le
sang s'y mouvait lentement ; il oscillait dans
l'artère satellite. L'oscillation a tout-à-coup cessé,
et s'est changée en un mouvement qui se communiquait avec d'autant plus de force à l'artère
et aux rameaux, que ces vaisseaux étaient plus
près de l'ouverture.

Le sang avait dans l'autre veine pulmonaire
un cours plus rapide, et circulait par petits jets
dans l'artère correspondante. L'ouverture du
premier vaisseau ne m'a point semblé accroître
le mouvement du second.

Il s'est échappé à travers l'incision des deux
veines pulmonaires, une quantité considérable
de sang, fourni par les deux courans opposés.

EXPERIENCE L.

LE tronc veineux mésentérique a été à peine
ouvert, que le sang a redoublé de vîtesse, non-
seulement dans les branches auxquelles ce tronc
donne origine, mais encore dans la veine splénique et dans les rameaux dont la réunion forme,

à leur issue de l'estomac , un seul canal qui s'implante dans la veine de la rate (*Exp. cvi de la 1re dissert.*).

J'ai incisé l'artère pulmonaire : le sang qui circulait dans les rameaux les plus voisins a rétrogradé , et s'est échappé par l'ouverture : il a conservé , entre le cœur et l'incision , sa vélocité ordinaire.

EXPÉRIENCE LI.

AYANT suspendu la circulation au moyen de la ligature de l'aorte , j'ai ouvert la veine du péritoine. Outre les deux courans opposés , le sang s'est dirigé pendant treize minutes des petits rameaux vers la veine. Une autre ouverture pratiquée ensuite dans la veine pulmonaire , y a nonseulement ranimé la circulation , mais encore excité dans l'artère satellite un mouvement oscillatoire.

EXPÉRIENCE LII.

APRÈS avoir lié l'aorte , et arrêté ainsi le cours du sang , j'ai ouvert le tronc veineux mésentérique. L'action des veines qui en partent s'est faiblement ranimée. L'ouverture a fourni peu de sang , parce que le courant du tronc rétrogradait avec une force beaucoup plus grande ; mais à peine l'équilibre a-t-il été rétabli , que la circulation a augmenté non-seulement dans les veines mésentériques, mais encore dans les plus petites ramifications : presque tous ces vaisseaux sont restés vides.

EXPÉRIENCE LIII.

LE sang oscillait dans la veine cave descendante et dans un de ses rameaux : j'ai fait à ce dernier un trou par lequel le sang, qui venait de la veine cave, s'est échappé en grande quantité : le rameau n'a commencé à en fournir, qu'après le ralentissement du courant du tronc.

EXPÉRIENCE LIV.

LA circulation ayant cessé, au moyen de la ligature ordinaire, j'ai incisé la veine pulmonaire. Il s'est à l'instant manifesté deux courans opposés, qui ont jailli à travers l'ouverture. Le sang des rameaux, gros et petits, s'est déchargé dans le tronc veineux. L'artère compagne et ses ramifications ont éprouvé quelques secousses.

EXPÉRIENCE LV.

J'AI ouvert, après avoir arrêté la circulation, le tronc de la veine splénique : le sang est resté immobile dans la portion du vaisseau comprise entre l'incision et la rate. On sait que cette veine

s'anastomose avec le tronc veineux mésentéri-
que (*Exp. cvi de la 1re dissert.*). Mais le courant de ce gros tronc s'écoulait par l'incision
avec une telle force , qu'il suspendait le mouvement de la colonne fournie par la veine splénique , et la forçait même à rétrograder vers
ce vaisseau. Cependant la circulation s'étant ralentie , le sang de ces dernières veines , après avoir
recouvré une partie de sa vîtesse , a commencé à
jaillir à travers l'ouverture.

EXPERIENCE LVI.

APRÈS avoir suspendu la circulation , j'ai fait ,
à une veine moyenne des lobes du foie , une petite
incision par laquelle il s'est échappé une partie du
sang renfermé dans les ramifications de ce vaisseau. Un caillot formé près du trou , a suspendu
l'écoulement de ce fluide ; mais à peine a-t-il été
enlevé, que le sang a continué à jaillir par le même
orifice.

EXPERIENCE LVII.

J'AI ouvert un petit rameau de la veine cave
descendante , dans lequel le sang oscillait. Ce
fluide n'a cessé , pendant treize minutes , de s'é-
couler à travers l'incision. Un monceau de globules a dès-lors intercepté le passage , dont le rétablissement a ramené le jet du sang.

EXPERIENCE LVIII.

La salamandre ayant été préparée sans que la circulation fût arrêtée, le sang du tronc artériel et veineux du mésentère avait un cours extrêmement lent. J'ai ouvert ce dernier vaisseau, pour voir si l'accélération se communiquerait au fluide contenu dans l'artère ; mais le sang n'a redoublé de vîtesse que dans les ramifications artérielles, qui s'anastomosent directement avec les veines mésentériques.

EXPERIENCE LIX.

J'ai incisé trois petites veines mésentériques : le sang qui coulait avec rapidité, a cessé de circuler en deçà et en delà de l'ouverture.

L'incision de deux autres veines mésentériques un peu plus grosses, a établi les deux courans.

EXPERIENCE LX.

J'avais à peine ouvert différentes petites artères de l'ovaire, que le sang perdait tout-à-coup son mouvement. Je me suis apperçu que dans cette expérience et dans la précédente, la perte de ce mouvement provenait de la facilité avec laquelle les membranes des vaisseaux pouvaient, à raison de leur peu d'épaisseur, se rapprocher et par conséquent boucher l'orifice; en effet, en le tenant ouvert avec une petite pince, les deux courans ne tardaient pas à se manifester; le sang s'échappait goutte à goutte par l'ouverture.

EXPERIENCE LXI.

LE corps de la salamandre était dans une situation perpendiculaire à l'horizon. J'ai ouvert, après avoir suspendu la circulation, la veine cave descendante. Le sang renfermé dans la portion du vaisseau supérieure à l'incision, s'est à l'instant précipité vers l'ouverture par laquelle il s'est échappé : mais celui qui stagnait au-dessous, n'a commencé à s'élever et à jaillir que quelques instans après.

EXPERIENCE LXII.

Sur quatre salamandres.

DEUX salamandres m'ont donné des résultats semblables à ceux de l'observation précédente. La veine du péritoine, ayant été expérimentée chez les deux autres de la même manière que la veine cave, le sang qui stagnait au-dessous de l'ouverture, a pris également une direction perpendiculaire.

EXPERIENCE

EXPERIENCE LXIII.

Sur le poussin.

Deux jours et demi de couvée.

LE tronc d'une des deux artères ombilicales dans lequel la circulation se faisait par jets et d'une manière très-lente, a été à peine ouvert, que le sang a cessé de se mouvoir entre l'incision et l'extrémité de l'artère, et redoublé de vîtesse entre le cœur et l'ouverture, par laquelle il s'est échappé.

EXPÉRIENCE LXIV.

A la même heure.

J'AI ouvert un rameau de l'artère ombilicale, dans lequel le sang circulait par petits jets. Le fluide qui se trouvait entre l'incision et l'extrémité du rameau, après avoir rétrogradé et laissé échapper quelques globules, s'est insensiblement arrêté. Celui qui se mouvait au contraire dans la portion du rameau correspondant au cœur, a continué son cours ordinaire, en s'écoulant à travers l'orifice.

EXPERIENCE LXV.

Deux jours et vingt heures de couvée.

LE tronc d'une veine ombilicale ayant été ouvert, la circulation a cessé entre l'incision et le cœur : mais le sang qui coulait au-dessus de la piqûre a redoublé de vîtesse et jailli à travers l'ouverture. Cette augmentation de vîtesse s'est communiquée non-seulement aux rameaux de la veine, mais encore aux branches artérielles qui lui donnaient origine. Ce liquide s'est enfin arrêté cinq minutes après, d'abord dans la partie la plus voisine de l'orifice, ensuite dans les ramifications de l'artère.

J'ai de nouveau piqué la veine, et le mouvement a reparu, soit dans ce vaisseau, soit dans l'artère ; mais il a duré beaucoup moins qu'auparavant.

Une troisième ouverture a ranimé faiblement et pendant quelques minutes le cours du sang. J'ai incisé le rameau d'une petite artère d'où partait une autre branche : il ne s'est échappé de sang que du côté de l'artère, et le vaisseau intact a conservé son mouvement.

EXPERIENCE LXVI.

Deux jours et ving-une heures de couvée.

APRÈS avoir préparé l'œuf, j'ai coupé une veine ombilicale, sans qu'il ait jailli d'aucun côté la moindre goutte de sang : mais il s'y est accumulé une si grande quantité de globules, que la rougeur et le calibre de ce vaisseau ont considérablement augmenté.

J'ai ensuite incisé une veine et une artère capillaire situées à une très-petite distance de la veine ombilicale : il ne s'est point écoulé de sang, et le rameau veineux est devenu plus rouge et plus considérable. Mais après avoir rouvert le trou que j'avais fait à ces vaisseaux, le sang a commencé à jaillir et le mouvement s'est rétabli depuis les petites veines jusqu'aux branches artérielles. Les veines n'ont perdu que l'augmentation du calibre produite par la surabondance des globules.

EXPÉRIENCE LXVII.

A la même heure.

J'AI successivement coupé quatre veines et deux artères (*Exp. cxviii de la 1ere dissert.*). L'ouverture des artères a laissé échapper quelques gouttes de sang, et les veines ont manifesté, au moyen d'une légère irritation, les deux courans opposés.

X 2

EXPERIENCE LXVIII.

Quatre jours de couvée.

L**A** circulation avait cessé lorsque j'ai ouvert une veine : il s'est tout-à-coup formé deux courans qui ont jailli à travers l'incision. L'ouverture d'une autre veine n'a produit qu'un seul courant dans la portion du vaisseau détachée du cœur.

EXPERIENCE LXIX.

A la même heure.

J'**AI** coupé un rameau veineux : le sang qui s'en est écoulé, a troublé le cours du fluide qui circulait dans un vaisseau peu éloigné, au point de l'entraîner avec lui vers l'ouverture.

Le tronc de cette veine ayant été lié, le sang a continué pendant trois à quatre minutes son mouvement ordinaire entre la ligature et l'extrémité du vaisseau ; il a ensuite rétrogradé du côté du rameau ouvert, par lequel il s'est échappé. Le sang se dirigeait de toutes ces ramifications vers le tronc veineux ; mais ne pouvant surmonter la ligature, il retournait en arrière et jaillissait à travers l'incision.

Le sang ne peut s'échapper de la veine qu'en se mouvant de bas en haut : mais ce vaisseau ne fournit ainsi qu'un petit nombre de globules.

EXPERIENCE LXX.

Cinq jours de couvée.

LA ligature d'un gros rameau ombilical a suspendu la circulation entre le lien et l'extrémité du vaisseau, et le sang s'y est accumulé en si grande quantité, que le rameau et ses branches ont augmenté considérablement de rougeur et de calibre. Une légère incision a ranimé le mouvement de ce fluide, qui s'est en partie écoulé par l'ouverture. Une autre veine a donné le même résultat.

EXPERIENCE LXXI.

Six jours de couvée.

J'AI ouvert un rameau de la veine ombilicale; le sang s'est arrêté au-dessus et au-dessous de l'ouverture. L'incision d'un autre vaisseau beaucoup plus gros a fourni par les deux orifices un nombre considérable de globules.

EXPERIENCE LXXII.

Neuf jours de couvée.

LA rescision des petits vaisseaux artériels et veineux qui serpentent sur la tête, sur le cou et sur les extrémités du poussin (*Exp.* cXXX, *cxxxv de la 1ère dissert.*) a produit tantôt un courant, tantôt deux; quelquefois même il ne s'en est manifesté aucun.

EXPERIENCE LXXIII.

Treize jours de couvée.

J'AI ouvert la grosse artère du jaune de l'œuf (*Exp. ccxxxiii de la 1ère dissert.*) : il en a jailli une si grande quantité de sang, que ce vaisseau a perdu presque toute sa rougeur. J'ai pu dès-lors appercevoir la circulation, que l'obscurité de l'artère dérobait auparavant à la vue. Il s'était formé deux courans qui se précipitaient, après un choc mutuel, à travers l'ouverture : ils représentaient deux colonnes rougeâtres qui ont insensiblement perdu de leur diamètre, et cessé presque d'être visibles, semblables à un fil suspendu dans l'axe du vaisseau, dont le calibre a conservé son étendue primitive.

EXPERIENCE LXXIV.

Quatorze jours de couvée.

LA même artère également ouverte a donné les mêmes résultats; cependant le sang s'échappait par petits jets, moins rapides dans la diastole que pendant la systôle du cœur.

SECTION IV.

Des effets que la rescision du cœur et de l'aorte produit sur le mouvement du sang.

EXPERIENCE LXXV.

LA rescision du cœur a suspendu la circulation dans tout le système des vaisseaux artériels. Il n'en a pas été de même dans les veineux. Le sang de la veine pulmonaire et de ses ramifications a continué son cours pendant dix-sept minutes; mais il était beaucoup moins rapide qu'auparavant.

EXPERIENCE LXXVI.

UNE minute après la rescision du cœur, le sang a redoublé de vîtesse dans une petite veine des ovaires ; onze minutes plus tard, il a cessé de circuler.

EXPERIENCE LXXVII.

Sur deux salamandres.

ELLES avaient beaucoup souffert lorsque j'ai ouvert la crosse de l'aorte. Le sang des veines pulmonaires a d'abord augmenté de vélocité, mais insensiblement il a cessé de se mouvoir.

EXPERIENCE LXXVIII.

Le sang des veines mésentériques n'a discontinué son mouvement, que seize minutes après la rescision du cœur.

La circulation s'étant arrêtée, le sang est devenu extrêmement pâle. Quoiqu'il eût à la lumière réfléchie une couleur rougeâtre, il paraissait d'un jaune luisant à la lumière réfractée.

EXPERIENCE LXXIX.

A peine le cœur a-t-il été ouvert, que le sang de l'aorte descendante a rétrogradé, et s'est presque entièrement échappé à travers l'incision, bien que la position de l'animal obligeât ce fluide à se mouvoir de bas en haut.

EXPERIENCE LXXX.

L'ouverture de l'aorte n'a point changé la direction naturelle du sang dans la veine pulmonaire : le mouvement a été sensible jusqu'à l'écoulement de tous les globules.

EXPERIENCE LXXXI.

Sur deux salamandres.

Les poumons étaient gorgés de sang, qui se mouvait avec la plus grande rapidité. Le cœur a été à peine ouvert, que la circulation a diminué de vîtesse et cessé, douze minutes après, dans les vaisseaux artériels : les veineux sont restés pleins de sang.

Le fluide artériel des poumons de l'autre salamandre a insensiblement rétrogradé, et celui des veines redoublé de vélocité.

EXPERIENCE LXXXII.

J'avais disposé l'animal, de manière que je pouvais examiner à-la-fois l'aorte descendante, l'artère pulmonaire, et un réseau de vaisseaux qui rampaient sur les ovaires. La circulation se faisait dans les uns et les autres avec rapidité. Mais à peine le cœur a été ouvert, que le sang de l'aorte descendante s'est précipité à travers l'ouverture, quoiqu'il fût obligé de remonter.

Le sang de l'artère pulmonaire a aussi rétrogradé, mais beaucoup plus lentement, et son mouvement n'a pas tardé à s'arrêter.

Il ne s'est formé aucun reflux dans les petits vaisseaux des ovaires ; le sang y a seulement perdu de sa vîtesse.

EXPERIENCE LXXXIII.

LE sang circulait par jets dans deux artères mésentériques. Un instant après l'ouverture du cœur, les jets ont cessé, et le reflux s'est manifesté, quoique le sang fût obligé de s'élever perpendiculairement.

EXPERIENCE LXXXIV.

LA rescision du cœur a considérablement augmenté la vîtesse du sang dans la veine cave descendante : ce fluide y remontait contre son propre poids ; mais la veine formant avec l'horizon un angle plus droit, le sang, après avoir cessé de circuler, est descendu peu à peu dans le fond du vaisseau, où il s'est accumulé en très-grande quantité. J'ai incisé cette veine à une petite distance du foie. Le sang qui s'était précipité dans l'intérieur de la queue, a repris son cours vers l'ouverture, par laquelle il s'est entièrement écoulé.

EXPERIENCE LXXXV.

L'EXPÉRIENCE précédente m'a fait naître l'idée d'inciser le cœur, avant d'ouvrir la veine cave. Le sang après avoir redoublé de vîtesse, a cessé de circuler : une seconde incision a ranimé son cours. J'ai ensuite fait sur ce vaisseau

une compression au moyen de laquelle une partie
du sang s'est échappée à travers l'ouverture :
le résidu a recouvré son mouvement, et s'est répandu dans tout le système de la veine cave, sous
la forme d'un nuage rougeâtre qui s'est dissipé
à travers l'incision. Le sang des rameaux a dès-
lors pénétré dans ce vaisseau, où il a formé un
faible courant qui a jailli également à travers
l'orifice.

EXPERIENCE LXXXVI.

Après avoir répété avec un égal succès les
expériences précédentes, j'ai ouvert (sans offenser
le cœur) près de l'origine de la queue, la veine
cave descendante. Le sang a continué son cours
ordinaire au-dessus et au-dessous de l'incision ; la
colonne supérieure s'est dirigée du côté du cœur
et l'inférieure vers le trou par lequel elle s'est
échappée. J'ai fait sortir, en comprimant la veine
cave depuis le foie jusqu'à l'incision, tout le liquide
renfermé dans cette portion de vaisseau. Je voulais voir si le sang rétrograderait du cœur vers
cette veine, qui s'est en effet remplie, mais aux
dépens des rameaux communiquans situés entre
le foie et l'origine de la queue.

EXPERIENCE LXXXVII.

Sur trois salamandres.

N'AYANT pas atteint le but que je m'étais proposé, j'ai ouvert la veine cave dans l'endroit où elle ne reçoit aucun rameau, c'est-à-dire près du foie. Le sang qui circulait entre le cœur et l'incision, a tout-à-coup changé de direction et n'a cessé, pendant un quart-d'heure, de jaillir à travers l'ouverture : ce jet étant devenu moins rapide et moins abondant, j'ai donné issue au reste des globules : la veine a ainsi perdu sa rougeur; mais elle a bientôt recouvré cette couleur avec le sang qui refluait du côté du cœur. Le résultat a toujours été le même, quelle que fût la position que j'eusse donnée à la veine cave.

EXPERIENCE LXXXVIII.

LA circulation avait cessé dans tous les vaisseaux mésentériques, à l'exception de quelques petites artères. Le cœur a été à peine ouvert, que le sang artériel et veineux s'est dirigé, pendant sept à huit minutes, vers le trou par lequel il s'est écoulé. Le résidu des globules paraissait d'un blanc pâle à la lumière réfractée, et d'un rouge vif et foncé à la réfléchie.

EXPERIENCE LXXXIX.

J'ai coupé l'aorte : le sang a jailli avec force par l'un et l'autre tronçon ; cependant celui qui était attaché au ventricule, en a fourni une plus grande quantité.

EXPERIENCE XC.

La rescision du cœur a ralenti et suspendu, quelques minutes après, le cours du sang dans une petite veine de la vésicule du fiel.

EXPERIENCE XCI.

Le cœur a été à peine ouvert que le sang a passé des rameaux à l'aorte descendante ; trois minutes après il a cessé de circuler. J'ai alors fait une ouverture à la portion de l'artère la plus voisine du cœur ; et les rameaux ont manifesté quelque mouvement rétrograde.

EXPERIENCE XCII.

J'ai voulu connaître les effets que l'amputation de la tête produirait sur la circulation. Le sang veineux et artériel a diminué considérablement de vîtesse ; son cours s'est néanmoins maintenu pendant cinq heures.

EXPERIENCE XCIII.

J'AI partagé le corps d'une salamandre entre le cœur et le mésentère : le sang a suivi son cours ordinaire dans les veines mésentériques; mais il a rétrogradé dans les artères correspondantes.

EXPERIENCE XCIV.

Sur deux grenouilles et deux salamandres.

MALGRÉ l'amputation de la tête, la circulation s'est maintenue pendant sept heures dans les vaisseaux mésentériques d'une grenouille et d'une salamandre. Le sang perdait seulement de sa vîtesse, à proportion que sa masse diminuait.

La rescision du tronc d'une autre grenouille et d'une autre salamandre, entre le cœur et le mésentère, a accéléré le cours du sang veineux mésentérique, et produit dans les artères un mouvement rétrograde.

EXPERIENCE XCV.

Sur le poussin.

Deux jours et demi de couvée.

LA destruction du cœur a imprimé un mouvement rétrograde au sang des artères ombilicales.

EXPERIENCE XCVI.

A la même heure.

LE cœur se contractait à peine, lorsque je l'ai détruit : le sang artériel a de suite rétrogradé, et le veineux redoublé de vîtesse : l'un et l'autre fluides ont conservé ce mouvement pendant dix-huit minutes.

EXPERIENCE XCVII.

Trois jours de couvée.

LA circulation avait cessé, au moment où j'ai ouvert le cœur; il s'est néanmoins échappé, du côté des veines et des artères, quelques gouttes de sang.

EXPERIENCE XCVIII.

A la même heure.

LE cours du sang était très-rapide. A peine le cœur a été ouvert, que le fluide artériel s'est arrêté ; mais le veineux a augmenté de vélocité, et s'est entièrement échappé à travers l'incision : cependant les veines ont conservé leur diamètre ordinaire. J'ai situé ces derniers vaisseaux de manière à forcer le sang à remonter; mais il a perdu dans cette direction quelques degrés de vîtesse.

Les artères étant restées pleines de sang, j'ai ouvert un de leurs troncs, sans qu'il ait fourni aucune goutte de ce liquide.

EXPERIENCE XCIX.

A la même heure.

La rescision du cœur a produit un mouvement accéléré dans une veine, et un cours rétrograde dans une artère.

EXPERIENCE C.

Cinq jours de couvée.

La circulation était extrêmement languissante lorsque j'ai détruit le cœur; toute la masse du sang a de suite été frappée d'immobilité, excepté dans quelques petites veines où ce fluide a continué, malgré l'action contraire de la gravité, son cours ordinaire.

EXPERIENCE CI.

Six jours de couvée.

La rescision du cœur ayant suspendu le cours du sang veineux, j'ai ouvert deux troncs dans lesquels le sang a formé deux courans opposés, qui se sont échappés à travers l'incision.

EXPERIENCE

EXPERIENCE CII.

Sur des têtards : le quatorzième jour de leur naissance.

LA destruction du cœur a suspendu le cours du sang dans les plus petits vaisseaux de la queue ; mais ce fluide a redoublé de vîtesse dans la grosse veine, et reflué vers le cœur dans l'artère satellite.

EXPERIENCE CIII.

Dix-huit jours:

LE cœur ayant été détruit, la circulation s'est maintenue pendant quelque temps dans plusieurs rameaux de la queue : le sang de la grosse veine a augmenté de vélocité, et celui de l'artère compagne rétrogradé vers le cœur.

EXPERIENCE CIV.

LES résultats de plusieurs expériences sont, que l'ouverture ou la rescision du cœur établit, quel que soit l'âge des têtards, un mouvement rétrograde dans la grosse artère de la queue, et une accélération de vîtesse dans la veine correspondante.

Y

SECTION V.

Quelle peut être la cause du courant du sang vers l'ouverture des vaisseaux ? Provient-elle de l'irritation nerveuse ?

EXPERIENCE CV.

J'AI piqué avec une aiguille la moelle épinière d'une grenouille : cet animal a de suite éprouvé des convulsions si violentes, que je n'ai pu distinguer la circulation dans les vaisseaux mésentériques : mais elles se sont insensiblement appaisées, et j'ai alors apperçu que le sang conservait la vélocité ou le repos qu'il avait auparavant ; en sorte que la piqûre ne produisait (à l'exception des convulsions) aucun dérangement dans le cours du sang.

EXPERIENCE CVI.

Sur deux salamandres.

CES deux animaux m'ont offert les mêmes phénomènes que la grenouille. Les convulsions ont d'abord produit quelques désordres dans la circulation ; mais à peine avaient-elles cessé, que le sang reprenait son mouvement ordinaire.

EXPERIENCE CVII.

Sur quatre grenouilles et quatre salamandres.

Au lieu de piquer la moelle épinière, je l'ai divisée transversalement : les effets ont été les mêmes.

EXPERIENCE CVIII.

Sur quatre salamandres et cinq grenouilles.

J'ai détruit en différens endroits la moelle épinière, sans que les résultats aient été différens.

EXPERIENCE CIX.

Sur trois salamandres et trois grenouilles.

On a successivement coupé les différens nerfs qui partent de la moelle épinière : les parties dans lesquelles ils se distribuaient, éprouvaient pendant quelques minutes une commotion violente, et le sang tantôt augmentait de vîtesse, tantôt rétrogrodait ou oscillait : mais il reprenait son cours ordinaire, lorsque les convulsions avaient cessé.

EXPERIENCE CX.

Sur trois grenouilles.

Il serpentait au milieu des chairs blanchâtres de la cuisse, un nombre considérable d'artères et

de veines : le sang y circulait avec sa vîtesse ordinaire ; j'ai coupé les nerfs cruraux : il s'est à
l'instant manifesté des convulsions violentes qui se
sont propagées jusqu'à l'extrémité de la jambe ;
et j'ai perdu de vue le mouvement du sang ;
mais il n'a pas tardé à devenir sensible, et à reprendre sa première vélocité.

EXPERIENCE CXI.

LE cerveau des grenouilles se compose de deux
lobes et de deux appendices, l'une antérieure et
l'autre postérieure : la première se prolonge vers
le museau ; la seconde forme le commencement
de la moelle alongée. On peut mettre à nud et
même trancher en entier ce viscère, sans que
l'animal cesse à l'instant de vivre. Différentes piqûres sur le cerveau d'une grenouille ont amené
des convulsions générales, et la circulation a
éprouvé dans les vaisseaux mésentériques, des
désordres qui ont disparu avec la cause qui les
avait fait naître.

EXPERIENCE CXII.

Sur quatre grenouilles.

DEUX grenouilles expérimentées de la même
manière que dans l'observation précédente, m'ont
offert des phénomènes semblables. J'ai tranché

le cerveau de deux autres , sans qu'une lésion aussi considérable ait produit des effets différens.

EXPERIENCE CXIII.

Sur cinq salamandres.

Les piqûres et l'enlèvement du cerveau ont occasionné dans la circulation des désordres, qui se sont terminés avec les convulsions des nerfs.

EXPERIENCE CXIV.

Ces expériences ne me semblaient point cependant suffisantes pour décider si l'irritation nerveuse était la cause des irrégularités qu'éprouvait la circulation. Elles pouvaient dépendre d'une agitation mécanique des parties, produite par l'action désordonnée des nerfs : ainsi une simple secousse dérange souvent le mouvement du sang. Pour détruire ce doute, j'ai fixé la queue et la tête de la grenouille, de la même manière que les tégumens (*Exp. 1re de la 1re dissert.*), c'est-à-dire, avec des épingles. Les chairs ont néanmoins éprouvé une espèce de frémissement qui a influé sur le système vasculaire : mais il est des vaisseaux qui, par leur position, sont à l'abri de cette réaction musculaire; tels sont les mésentériques et les pulmonaires, dans lesquels le sang a continué son cours ordinaire , quoique j'eusse piqué et incisé à différentes reprises la moelle de l'épine.

EXPERIENCE CXV.

Sur trois salamandres.

Les résultats ont été conformes à ceux de l'expérience précédente.

EXPERIENCE CXVI.

Sur trois salamandres.

LE sang n'a cessé de stagner dans une portion de l'artère pulmonaire, et de circuler par jets dans l'autre partie, malgré l'incision que j'avais pratiquée dans la moelle épinière. Il en a été de même de la veine pulmonaire.

EXPERIENCE CXVII.

Sur plusieurs salamandres.

LES lésions les plus graves du cerveau, la rescision même de ce viscère n'ont rien changé à la circulation dans les vaisseaux pulmonaires et mésentériques.

EXPERIENCE CXVIII.

Sur deux salamandres.

J'AI enfoncé la pointe d'un stylet dans le canal de l'épine, et détruit presque toute sa substance pulpeuse, sans que le cours du sang se soit dérangé dans les vaisseaux des poumons et du mésentère.

EXPERIENCE CXIX.

Sur plusieurs grenouilles.

J'ai répété avec un égal succès les expériences CXIV, CXVI, CXVIII.

EXPERIENCE CXX.

Ces expériences m'ont fait naître l'idée de rechercher les degrés de vitalité qui se maintiennent après la privation du cerveau et du cœur, et la rescision duquel de ces deux viscères a le plus d'influence sur l'économie des systêmes. J'ai détruit le cerveau de trois salamandres : après avoir éprouvé les convulsions les plus fortes, ces animaux sont restés immobiles et les yeux fermés. Un stimulant réveillait en eux l'excitabilité ; mais elle s'éteignait un instant après.

J'avais tranché en même temps le cœur à trois autres salamandres de la même force et de la même grosseur que les premières. Les suites de ce procédé ont été beaucoup moins violentes : ces animaux ont fui, nagé, et exécuté les mêmes fonctions qu'auparavant.

Il est à remarquer que, malgré la privation

du cœur, et les tourmens que les salamandres souffraient pendant plusieurs heures sur la potence, ces animaux prenaient la fuite aussi-tôt qu'on les mettait en liberté. Les salamandres dont j'enlevais au contraire le cerveau, présentaient, après un demi-quart-d'heure, les phénomènes les plus irréguliers : elles ouvraient difficilement les yeux et la bouche, changeaient à peine de place, ou plutôt se traînaient d'un endroit à un autre, faisaient des efforts pour s'échapper des vases dans lesquels on les avait renfermées, demeuraient immobiles, et exécutaient ensuite quelques faibles mouvemens. L'assoupissement et la langueur augmentaient au second jour ; et ces animaux périssaient vers le milieu du troisième, tandis que les trois salamandres auxquelles j'avais arraché le cœur, ne vivaient, malgré toute la force qu'elles avaient conservée, que pendant quarante-huit heures.

EXPERIENCE CXXI.

J'ai répété l'expérience précédente sur huit salamandres : le résultat a été le même. Les animaux auxquels j'avais arraché le cœur, succombaient plutôt que ceux dont j'avais tranché le cerveau.

EXPERIENCE CXXII.

QUATRE grenouilles dont j'avais détruit le cerveau, ont éprouvé, pendant sept à huit minutes, les convulsions les plus violentes ; il fallait ensuite le contact d'un stimulus très-actif, pour que ces animaux agissent et se remuassent. L'hémorragie avait été considérable.

J'ai coupé le cœur à quatre autres grenouilles : elles n'ont cessé de tenir les yeux ouverts, de faire usage de leurs membres, &c. cependant elles n'ont vécu que trente-six heures. Celles, au contraire, qui étaient sans cerveau ont péri, l'une le troisième jour, l'autre le quatrième, les deux autres le cinquième.

EXPERIENCE CXXIII.

AYANT répété les mêmes expériences sur un grand nombre de grenouilles et de salamandres, j'ai constamment trouvé que ces animaux périssaient plus vîte sans cœur que sans cerveau, quoiqu'ils eussent, après la privation du premier viscère, beaucoup plus de force et de vigueur qu'après la rescision du second.

Les salamandres et les grenouilles ainsi mutilées, vivent plus long-temps sur la terre que sous l'eau ; la raison en est sans doute, qu'ayant besoin de respirer, et ne pouvant plus (à raison de l'épuisement des forces) s'élever jusqu'à la surface de l'eau, ces amphibies restent dans le fond, où ils périssent par le défaut de gaz vital.

SECTION VI.

Le courant du sang vers l'ouverture des vaisseaux provient-il du rétrécissement de leurs parois ?

EXPERIENCE CXXIV.

LA surabondance de sang produisant un gonflement assez considérable dans les vaisseaux (*Exp. LXVI, LXX*), il semblerait qu'ils devraient plus ou moins se rétrécir, suivant la diminution de ce fluide. Mais avant de soumettre à l'expérience cette seconde question, j'ai cru nécessaire de confirmer la première par de nouveaux faits. J'ai lié l'aorte descendante d'une grenouille, vers le milieu de son trajet. La portion située entre le cœur et la ligature a augmenté de rougeur et de calibre ; celle qui était au-dessous est restée flasque et pâle, quoiqu'elle eût conservé un peu de sang : son diamètre m'a paru n'avoir éprouvé aucun rétrécissement.

EXPERIENCE CXXV.

J'ai lié la veine cave vers l'endroit où elle s'implante dans le foie ; le sang s'est arrêté au-dessous de la ligature, d'abord dans l'abdomen , ensuite à l'origine de la queue , enfin dans la portion la plus éloignée de ce vaisseau , qui s'est enflé et coloré d'un rouge tirant sur le noir.

EXPERIENCE CXXVI.

S'il est facile de faire une ligature aux gros vaisseaux , on a quelque difficulté à la pratiquer dans les moyens , et sur-tout dans les petits ; mais on atteint ce but en comprimant fortement pendant quelque temps , avec une pince , le rameau qu'on veut examiner : cette compression détermine une espèce d'étranglement qui intercepte le cours du sang. J'ai fait de cette manière une pression à la veine du poumon , vers le milieu de ce viscère. Il s'y est accumulé un si grand nombre de globules , que le vaisseau a contracté une couleur extrêmement rouge ; cependant son diamètre n'a point augmenté.

EXPERIENCE CXXVII.

Le sang a cessé de circuler au-dessus et au-dessous d'une compression que j'avais faite à la veine du péritoine, sans que les parois de ce vaisseau soient devenues plus larges.

EXPERIENCE CXXVIII.

J'ai comprimé une petite veine mésentérique, formée par deux rameaux qui tiraient leur origine des intestins. Le sang s'est arrêté des deux côtés de l'étranglement, si ce n'est dans les rameaux, où il a formé deux courans opposés, dont le mouvement s'est maintenu pendant tout le temps que la circulation a duré : la veine n'a pas augmenté de calibre.

EXPERIENCE CXXIX.

La ligature du tronc veineux mésentérique a suspendu la circulation dans toutes ses branches ; le sang suivait néanmoins dans un rameau un cours opposé à son mouvement naturel, c'est-à-dire, s'éloignait du cœur. Le tronc m'a paru augmenter en largeur : il n'en a pas été ainsi des ramifications veineuses.

EXPERIENCE CXXX.

J'ai intercepté en différens endroits, et à plusieurs reprises, le cours du sang dans l'artère pulmonaire : ce fluide a stagné dans la portion du vaisseau supérieure à la ligature ; mais il a continué, dans l'inférieure, son mouvement ordinaire, parce qu'il pénétrait dans les rameaux situés au-dessous de la compression.

EXPERIENCE CXXXI.

IL se prolonge, de l'estomac au foie, quatre veines et deux artères : j'ai comprimé alternativement les unes et les autres. Le sang s'est toujours arrêté au-dessus et au-dessous de la ligature, sans que le diamètre des artères et des veines se soit accru.

EXPERIENCE CXXXII.

J'AI suspendu la circulation dans une veine de la vésicule du fiel. Le sang, qui y était en très-grande quantité, s'est arrêté, non – seulement dans le tronc, mais encore dans les rameaux ; cependant je n'ai apperçu en eux ni augmentation, ni diminution de calibre.

EXPERIENCE CXXXIII.

Sur plusieurs salamandres.

LES vaisseaux mésentériques m'ont offert les phénomènes suivans. Lorsque j'expérimentais les veines, le sang stagnait au-dessus et au-dessous de la ligature ; mais il s'en accumulait davantage

du côté des intestins. Il arrivait tout le contraire
dans les artères : ces vaisseaux éprouvaient quelque gonflement dans la partie qui contenait une
plus grande quantité de sang.

EXPÉRIENCE CXXXIV.

*Sur plusieurs œufs dont la couvée est plus ou
moins avancée.*

LA compression n'a pas produit les mêmes
effets sur les petits vaisseaux du poussin. Quelquefois les artériels se sont gonflés entre le cœur
et la ligature, et les veineux entre la ligature et
les extrémités. La compression ayant cessé, le
sang reprenait son cours, et les vaisseaux leur
premier diamètre.

EXPÉRIENCE CXXXV.

QUANT à la seconde question, c'est-à-dire, si
le diamètre des vaisseaux diminue lorsque le sang
s'échappe à travers l'ouverture, et qu'ils restent
entièrement ou presque vides, j'ai jugé à propos
de mesurer, avant et après l'expérience, la grosseur des vaisseaux. Le calibre de la veine cave
qui égalait environ une ligne, s'est réduit, après
la rescision du cœur et l'écoulement du sang,
d'abord à $\frac{1}{16}$ de ligne, ensuite à $\frac{1}{17}$.

EXPERIENCE CXXXVI.

LE diamètre de l'aorte descendante qui avait, avant l'expérience, un $\frac{6}{10}$ de ligne, était, après l'écoulement du sang, d'$\frac{1}{10}$ de ligne.

EXPERIENCE CXXXVII.

LA veine cave a, près du foie, un diamètre d'environ $\frac{2}{10}$; celui de l'aorte descendante est vers le milieu du corps la moitié plus petit. Le sang qui circule dans l'un et dans l'autre de ces vaisseaux s'étant écoulé par une ouverture faite au cœur, le calibre du premier s'est réduit d'$\frac{1}{10}$ de ligne, et celui du second est resté le même.

EXPERIENCE CXXXVIII.

LES deux veines pulmonaires ont chacune, près des poumons, un diamètre d'environ $\frac{3}{10}$ de ligne ; l'écoulement du sang n'y a apporté aucun changement.

L'aorte descendante dont le calibre était avant l'expérience d'environ $\frac{5}{10}$ de ligne, a perdu $\frac{1}{10}$.

EXPERIENCE CXXXIX.

LES deux artères pulmonaires ont conservé après l'expérience le calibre d'environ $\frac{2}{10}$, qu'elles avaient auparavant. Celui de la veine cave descendante a diminué à peine d'$\frac{11}{10}$.

EXPERIENCE CXL.

L'ÉCOULEMENT du sang n'a apporté aucune différence dans le diamètre des artères et des veines pulmonaires de trois salamandres.

EXPERIENCE CXLI.

IL en a été de même de la veine du péritoine, quoiqu'il se fût échappé une grande quantité de sang.

EXPERIENCE CXLII.

Sur plusieurs salamandres.

LA petitesse des vaisseaux mésentériques m'a permis seulement de les mesurer de l'œil, armé d'un microscope. Le résultat de plusieurs examens sur le tronc artériel et veineux mésentérique et sur les rameaux qui en partent, a été que le diamètre a toujours conservé, quel qu'ait été l'écoulement du sang, sa grandeur primitive.

EXPERIENCE CXLIII.

Sur plusieurs œufs dont la couvée est plus ou moins avancée.

LES vaisseaux mésentériques du poussin ont donné les mêmes résultats que ceux des salamandres.

EXPERIENCE

EXPERIENCE CXLIV.

Quoiqu'il me parût démontré que l'écoulement du sang n'occasionnait aucun rétrécissement dans les vaisseaux, il était néanmoins possible que le diamètre interne éprouvât quelque diminution. En effet si la cavité des artères et des veines était revêtue d'une substance celluleuse, molle et susceptible de compression, il est évident que les vaisseaux ne contenant plus de sang, devraient diminuer plus ou moins de calibre, suivant la pression ou plutôt le frottement latéral des globules. Je pouvais m'assurer de ce fait, en mesurant, avant et après l'extravasement du sang, l'épaisseur des membranes, ou bien l'espace compris entre les bords de la section et le point de la cavité diamétralement opposé, c'est-à-dire le calibre interne. Ayant préféré le second procédé infiniment plus facile et plus commode, j'ai mesuré, avant l'incision du cœur, la section d'une artère pulmonaire. Le sang a de suite rétrogradé vers l'ouverture par laquelle il s'est presqu'entièrement écoulé. J'ai alors comparé la section de ce vaisseau, et l'ai trouvée absolument la même qu'auparavant.

Z

EXPÉRIENCE CXLV.

J'ai répété l'expérience précédente, sans obtenir un résultat différent sur les vaisseaux de plusieurs autres salamandres.

SECTION VII.

La pulsation des artères dépend-elle de la dilatation que le mouvement du sang produit dans leurs canaux durant la systole du cœur ? ou bien est-elle l'effet d'une loco-motion de ces vaisseaux, occasionnée par le déplacement du cœur ?

EXPERIENCE CXLVI.

Nous avons parlé ailleurs de la pulsation des artères dans les salamandres, dans les grenouilles, les raines-vertes, les lézards gris et verts, et le poussin (*Résult. iv de la 2ᵉ dissert.*). Nous avons dit, sans entrer dans aucun détail, que les pulsations sont accompagnées d'un mouvement de dilatation, dont nous allons maintenant nous occuper. Nous commencerons par l'aorte des salamandres. Ce gros tronc, après avoir formé près du cœur (ainsi qu'on l'a déjà vu) une espèce de crosse, se dirige vers la tête, où il se perd dans un tissu musculeux. L'aorte bat dans toute sa longueur ; elle se dilate durant la pulsation, mais d'une manière inégale, c'est-à-dire d'un tiers dans le contour qu'elle fait à son issue du cœur, et d'environ un vingtième dans le reste de son étendue.

Quoique la dilatation de l'aorte ou plutôt l'augmentation de son diamètre pendant la pulsation, fût sensible à la vue, j'ai voulu néanmoins acquérir sur ce fait de nouvelles preuves. Ce vaisseau étant presque entièrement isolé depuis le cœur jusqu'à la tête, je l'ai fait passer dans un anneau ouvert que j'ai ensuite fermé, et dont le diamètre interne était un peu plus grand que celui de l'aorte en état de diastole. J'avais attaché cet anneau avec un fil de soie, que je tenais suspendu, de manière qu'il n'avait aucun contact avec le tronc artériel. L'espace compris entre l'anneau et l'aorte diminuait pendant la pulsation ; mais il devenait plus considérable lorsque ce vaisseau se contractait. J'ai diminué la grandeur de l'anneau, et l'aorte, en se gonflant dans tous les points de sa circonférence, a dès-lors rempli, pendant la diastole, le vide qui restait. Plusieurs autres salamandres m'ont donné le même résultat.

EXPERIENCE CXLVII.

LA salamandre étant préparée depuis long-temps, le cœur chassait une petite quantité de sang dans le canal de l'aorte : ce vaisseau, quoique situé horizontalement, offrait quelques degrés de dilatation. Je l'ai mis, en tournant la tête de l'animal en haut, dans une position perpendiculaire. Le sang n'ayant pu s'élever, tant l'action du cœur était languissante, a cessé de se porter dans l'aorte, et le gonflement s'est borné à la crosse. Les tuniques de cette artère étaient blanchâtres, et son calibre avait diminué. J'ai placé la salamandre la tête en bas, et le sang ayant repris son cours, l'aorte s'est à l'instant dilatée dans toute son étendue.

EXPERIENCE CXLVIII.

Sur plusieurs salamandres.

J'AI fait écouler tout le sang, sans offenser l'oreillette, le ventricule et l'aorte. Ces trois cavités, quoiqu'entièrement vides et extrêmement rétrécies, ont conservé un faible mouvement de diastole et de systole. J'ai alors coupé le tronc de l'aorte : la crosse ainsi détachée, n'a cessé de se dilater et de se contracter pendant une demi-heure. Le résultat a été le même sur trois autres salamandres, avec cette seule différence que le mouvement de dilatation et de contraction a duré plus ou moins long-temps.

EXPERIENCE CXLIX.

Sur plusieurs salamandres.

J'AI arraché le cœur et l'aorte à plusieurs salamandres, sans déranger la position et les rapports qu'ils ont entr'eux dans la poitrine. Ces parties ont changé, chez deux de ces animaux, l'ordre de la systole et de la diastole, c'est-à-dire qu'elles se sont dilatées et contractées en même temps pendant sept minutes. Le mouvement du vaisseau est ensuite devenu moins fréquent que celui du ventricule ; il a cessé enfin dans l'aorte, quoiqu'il continuât dans le cœur.

Le résultat a été différent sur trois autres salamandres. L'aorte se contractait, lorsque le cœur était immobile, et celui-ci se mouvait, au moment où l'autre observait le plus parfait repos. Tantôt l'action du cœur s'est maintenue plus long-temps que celle de l'aorte ; tantôt le mouvement a cessé plus tard dans l'aorte que dans le cœur.

EXPERIENCE CL.

L'EXPÉRIENCE précédente ayant été répétée sur cinq salamandres, le cœur s'est contracté chez quatre d'entr'elles plus long-temps que l'aorte ; mais dans la cinquième le mouvement de ce vaisseau a duré davantage. Il était rare que dans ces animaux l'action du cœur et de l'aorte fût isocrone.

EXPERIENCE CLI.

Sur plusieurs salamandres.

J'AI enlevé l'aorte, en la coupant obliquement près du cœur et dans l'endroit où elle s'implante dans le tissu musculeux. A l'instant le mouvement a cessé ; cependant la crosse a continué, pendant quelques minutes, à se contracter et à se dilater.

EXPERIENCE CLII.

Sur trois salamandres.

J'AI coupé transversalement la crosse de l'aorte : le mouvement s'est maintenu dans les deux tronçons. L'orifice de celui qui était attaché au cœur, et par lequel il s'échappait une grande quantité de sang, s'élargissait à chaque pulsation ; il a diminué ensuite de calibre et n'a pas tardé à se fermer entièrement.

EXPERIENCE CLIII.

Sur plusieurs salamandres.

C'est le propre des artères de s'alonger pendant la pulsation. Cependant cet alongement n'a point lieu dans l'aorte des salamandres ; on la voit au contraire se raccourcir, en se rapprochant du cœur, toutes les fois qu'il se contracte : ce phénomène est d'autant plus sensible, que ce viscère se meut plus lentement, ou qu'il chasse moins de sang dans le canal de ce vaisseau, soit que l'un et l'autre de ces réservoirs ayent été séparés de l'animal.

EXPERIENCE CLIV.

Sur deux salamandres.

Cependant le cœur ne peut, en se contractant, entraîner vers lui que la portion de l'aorte qui le touche. Aussi l'aorte descendante et les courbures qu'elle forme, s'alongent sensiblement pendant la systole. Le gonflement accompagne l'alongement de ces vaisseaux.

EXPERIENCE CLV.

L'animal étant aussi gros que vigoureux, l'aorte descendante éprouvait une dilatation et un alongement considérables. J'ai lié ce vaisseau vers le milieu de l'abdomen : la portion inférieure à la ligature est devenue extrêmement blanche et a perdu la faculté de se dilater et de s'alonger : mais la partie supérieure au lien a conservé sa rougeur et son mouvement. J'ai fait alors une seconde ligature. L'espace compris entre les deux liens est resté plein de sang, mais il a cessé de se contracter. Cependant la dilatation et l'alongement se sont maintenus dans la portion située entre le cœur et la seconde ligature.

EXPERIENCE CLVI.

J'AI parlé, dans la première dissertation (*Exp. CXXXIII*), d'une artère, dont la pulsation représentait une espèce de mouvement vermiculaire. J'ajouterai que ce vaisseau augmentait alors de diamètre et de grosseur dans toute son étendue. Les pulsations ont cessé dans une portion d'artère comprise entre deux ligatures.

EXPERIENCE CLVII.

Sur plusieurs grenouilles et raines-vertes.

LE tronc de l'aorte se compose chez ces animaux d'un gros bulbe qui se divise en plusieurs gros vaisseaux. Les changemens que la systole du cœur produit, dans les salamandres, sur la crosse de l'aorte, se succèdent dans ce bulbe et dans les troncs qui en partent.

EXPERIENCE CLVIII.

Sur plusieurs lézards gris.

LES poumons des lézards gris, moins longs, mais plus larges que ceux des salamandres, reçoivent chacun, deux grosses veines et deux grosses artères. Le tronc de ces dernières bat si fortement, que son diamètre augmente de moitié. Les rameaux ont des pulsations moins fortes, et le gonflement diminue, à mesure qu'ils deviennent plus petits : l'alongement des artères est proportionné à leur dilatation. Regardées obliquement, elles décrivent, pendant l'inspiration, un arc dont la pulsation accroît l'étendue ; mais durant l'expiration, ces artères forment plusieurs plis et replis qui se raccourcissent et s'alongent, de manière à représenter, au premier coup-d'œil, plutôt un ver qu'un vaisseau.

EXPERIENCE CLIX.

Sur trois lézards gris.

L'AORTE des lézards gris diffère de celle des grenouilles et des salamandres, en ce qu'elle se divise de suite en deux troncs étroitement unis, qui donnent origine à différens rameaux. La ligature de ces troncs suspend à l'instant la pulsation au-dessous de la compression.

EXPERIENCE CLX.

Sur un lézard vert.

LE système vasculaire de ces petits serpens, a la même organisation que celui des lézards gris. Les deux artères de chaque poumon se dilataient et se contractaient depuis l'extrémité jusqu'à l'origine de ce viscère. Le gonflement était plus considérable dans cette dernière partie, où l'artère avait un diamètre deux fois plus grand. Ces mouvemens étaient plus sensibles quelques heures après la préparation de l'animal, parce qu'ils s'exécutaient avec moins de rapidité. Le gonflement des artères pulmonaires surpassait celui de la crosse de l'aorte. Les lézards gris m'avaient offert le même phénomène.

EXPÉRIENCE CLXI.

Sur quelques grenouilles, lézards gris et verts.

EN parlant du gonflement des artères pulmonaires des lézards gris et verts, et de celui de la crosse de l'aorte dans les grenouilles et les raines-vertes, j'ai eu toujours en vue la dilatation latérale, c'est-à-dire, celle qui se manifeste à la droite et à la gauche du vaisseau. Curieux de savoir si les parties obliques et supérieures de ces artères (car celles qui sont au-dessous se dérobent à la vue) se dilatent, je me suis assuré en plaçant des petites lames de fer entre les espaces qui les séparent, qu'elles éprouvent dans tous ces points un gonflement uniforme.

EXPERIENCE CLXII.

Sur un lézard gris et un lézard vert.

L'ALONGEMENT et la dilatation des artères pulmonaires ont cessé entre deux ligatures.

EXPERIENCE CLXIII.

Sur deux salamandres.

IL n'en a pas été ainsi dans la crosse de l'aorte de ces animaux : il est resté entre les deux liens un mouvement de systole et de diastole, qui s'est maintenu jusqu'à la destruction du cœur.

EXPERIENCE CLXIV.

Sur plusieurs salamandres.

APRÈS avoir lié les deux extrémités du tronc de l'aorte, je l'ai coupé au-delà des ligatures et

transporté sur une table, sans qu'il ait discontinué de se contracter et de se dilater. Cependant
ces mouvemens se bornaient à la crosse dans
l'aorte qui était vide, et se propageaient d'un lien
à l'autre, dans celles qui contenaient quelques
gouttes de sang. J'ai donné issue au liquide contenu dans ces dernières, et la crosse seule a conservé le mouvement de diastole et de systole.

EXPERIENCE CLXV.

LE tronc de l'aorte, principalement la crosse,
se compose dans les grenouilles, les raines-vertes
et les salamandres, d'une tunique charnue et
musculeuse.

EXPERIENCE CLXVI.

Sur trois salamandres et trois raines-vertes.

LA veine cave descendante des salamandres,
éprouve depuis le foie jusqu'à l'oreillette, une
dilatation et un retrécissement considérables. Il
en est de même des deux troncs de la veine cave
ascendante des raines-vertes. Ces veines ont conservé, après leur rescision et l'écoulement du sang,
quelques mouvemens de diastole et de systole.

EXPERIENCE CLXVII.

Sur un lézard vert.

J'ai coupé, au-dessous du foie, l'aorte descendante. La portion inférieure à la section a cessé de battre ; mais la supérieure a continué ses pulsations. Il s'échappait de cette dernière une si grande quantité de sang, qu'il se serait entièrement écoulé, si l'ouverture ne se fût rétrécie, au point de se fermer. Le sang renfermé dans cette portion d'aorte a commencé à osciller, avançant pendant la systole, et rétrogradant à chaque diastole du cœur. Dans le premier cas l'artère se dilatait, dans le second elle perdait de son calibre.

Après avoir contemplé pendant quelque temps ce curieux phénomène, j'ai coupé une autre portion d'artère. La pulsation ne s'est maintenue que du côté du cœur. J'ai fait écouler le sang qui restait dans ce vaisseau : les battemens ont tout-à-coup cessé ; mais ils ont recommencé, quoique très-faiblement, lorsque ce liquide a commencé à pénétrer dans cette artère.

J'ai donné à l'artère une situation qui obligeait le sang à s'élever perpendiculairement : mais il s'est à l'instant précipité dans le ventricule, et n'a repris ensuite son cours ordinaire, que pendant la systole, s'arrêtant à chaque dilatation du cœur. La pulsation de l'artère ne s'étendait que jusqu'où parvenait le sang. Je l'ai inclinée, pour que la montée fût moins rapide. Ce fluide parcourait alors un espace plus considérable, et la pulsation se propageait plus loin : elle s'est enfin manifestée dans toute l'artère, parce que la colonne du sang frappait la surface entière de ses parois. La portion de l'aorte qui recevait l'impression des globules, était seule susceptible de dilatation et de contraction ; mais la masse du sang s'étant insensiblement dissipée, les pulsations ont cessé, quoique le mouvement du cœur ait continué pendant quelque temps.

EXPERIENCE CLXVIII.

J'AI coupé l'aorte descendante d'un lézard vert : la portion inférieure à l'incision a cessé de battre, et la supérieure a continué à se contracter pendant huit minutes. Cette dernière contenait un peu de sang, qui n'offrait aucun mouvement sensible. Cependant la diastole et la systole du cœur se sont maintenues pendant long-temps.

EXPERIENCE CLXIX.

J'AI fait une double ligature à l'aorte descendante d'un lézard vert : les battemens n'ont continué que dans la portion située entre le cœur et le premier lien : le sang y retrogradait ou avançait, suivant la diastole ou la systole du cœur. A peine les deux ligatures ont été coupées, que la circulation a reparu, avec les pulsations, dans toute l'étendue de l'aorte.

Une petite lame de fer appliquée contre les parois de l'aorte, de manière à intercepter le cours du sang, a produit les mêmes effets que la ligature.

EXPERIENCE CLXX.

Les expériences CLXVII, et CLXIX, ont été répétées, avec un égal succès, sur l'aorte descendante d'un lézard vert.

EXPERIENCE CLXXI.

J'ai ouvert le tronc de la veine cave d'un lézard vert : le sang a de suite rétrogradé dans l'aorte descendante, et ce vaisseau a cessé de se contracter. Il s'était échappé à travers l'ouverture un grand nombre de globules : le résidu ayant formé un caillot qui a bouché l'orifice, la circulation s'est rétablie avec quelques mouvemens de pulsation.

QUATRIÈME DISSERTATION.

EXPOSÉ ANALYTIQUE

Des résultats des expériences sur les phéno-
mènes de la circulation languissante ; sur les
mouvemens indépendans de l'action du cœur;
et sur la pulsation des artères.

PREMIER RÉSULTAT.

HALLER est le seul, que je sache, parmi les
physiologistes, qui ait donné une description
exacte et détaillée des vicissitudes qu'éprouve
la circulation languissante. Il se manifeste
d'abord une lenteur plus ou moins grande, à laquelle succède un mouvement tantôt rapide,
tantôt lent. Ce désordre est suivi d'un cours rétrograde, qui dégénère en oscillation. La colonne
du sang, semblable au balancier d'une pendule,
se dirige et retourne du centre à la périphérie, et
de la périphérie au centre. Ce mouvement se
maintient pendant plusieurs heures, et rétablit
souvent le cours naturel du sang : mais les forces
de l'animal s'épuisant par degrés, l'oscillation se
change

change en une immobilité, qui frappe successivement les petits vaisseaux, les moyens et les gros. A mesure que le sang perd de sa vîtesse, la masse de ce fluide diminue, et les vaisseaux restent presque vides.

Ces irrégularités que présente le sang artériel, ne sont pas étrangères au fluide veineux. Le ralentissement, le balancement, l'oscillation, l'immobilité et le retour du mouvement, s'y succèdent tour-à-tour ; quelquefois même le flux et le reflux ont lieu à la fois, c'est-à-dire, que le sang rétrograde dans une veine, et conserve dans une autre son cours naturel. Le choc des deux courans opposés ranime souvent la circulation du sang.

Tels sont les principaux phénomènes qu'Haller a observés dans la circulation languissante : ses expériences ont été faites sur des mésentères déplacés et préparés avec des crochets ; nous avons noté, dans l'introduction, combien ce procédé était fécond en erreurs et en équivoques, parmi lesquelles je me vois forcé de compter la plupart des désordres dont j'ai parlé (7).

A l'exception de quelques oscillations dans les artères (*Exp. xii de la iiie dissert.* et *xxiv et ci de la 1re*), les autres phénomènes suivent une marche constante et régulière : le sang artériel qui a dès le commencement un cours uni-

A a

forme, perd plus ou moins vîte l'équilibre, et se ralentit pendant la systole du cœur : ce ralentissement est bientôt suivi d'un repos absolu ; si ce n'est dans la systole, durant laquelle le sang conserve un reste de vélocité, qui disparaît peu à peu. Ainsi la circulation cesse dans les artères sans flux et reflux, sans oscillation et balancement, mais par une diminution successive de mouvement.

Les veines ne sont également assujéties à d'autres irrégularités, qu'au passage insensible du mouvement accéléré au ralentissement, et du ralentissement à l'immobilité : et ces divers phénomènes se manifestent dans le fluide artériel et veineux des animaux à sang chaud et à sang froid (*Exp.* XI), non seulement pendant les premiers jours de la naissance, mais encore dans un âge avancé (*Exp.* VII, VIII, IX, X) ; soit en déployant légèrement le mésentère (*Exp.* I, II, III, IV, V), ou en le laissant dans sa position naturelle (*Exp.* VI) ; soit qu'on place les animaux dans le vide de la machine pneumatique (*Exp.* XVI, XVII, XVIII), et qu'ils périssent par degrés (*Exp.* I, II, III, IV, V, VI, VII, VIII, IX, X, XI), ou d'une mort violente (*Exp.* XIV, XV). La circulation commence toujours à s'arrêter dans les vaisseaux les plus éloignés du cœur (*Exp.* VIII, IX, X, et *CXXVI de la* Ire

dissert.). Quelquefois les artères et les veines ne conservent, après la mort de l'animal, qu'une très-petite quantité de sang (*Exp. III, V, VI, XI*); mais ordinairement elles restent plus ou moins remplies de ce liquide (*Exp. I, III, IV, VI, VII, VIII, X, XIII, XIV, et CXV, CXVIII, CXIX, CXXVI de la 1re dissert.*).

SECOND RÉSULTAT.

LE sang de tous les animaux est doué d'une force de gravité ; il est plus pesant que la lymphe et que l'eau : dans les cadavres, quelle que soit la position des organes, il s'accumule dans les parties les plus basses et les plus déclives, c'est-à-dire, dans les endroits où l'entraîne naturellement son propre poids.

Les grenouilles mourantes ont offert à Haller les mêmes phénomènes. La position verticale de leur mésentère précipite le sang au fond des veines, qui ressemblent par leur transparence, à des filamens blanchâtres. Une situation opposée ramène les globules dans ces vaisseaux, avec leur rougeur naturelle. Ce physiologiste observant au microscope une colonne de sang perpendiculaire à la table, sur laquelle était étendue la grenouille, eut à peine tourné cette table de bas en haut, que le courant changea de direction, et descendit au lieu de s'élever.

Ces expériences qu'Haller seul a tentées sur les animaux vivans, ouvraient un champ vaste et digne de la curiosité des physiciens, dans lequel j'ai cherché à examiner 1°. les effets que la gravité opère sur le sang stagnant dans les vaisseaux, ou après s'en être échappé; 2°. les altérations que cette force favorable ou contraire, produit dans la circulation observée dans toute son intensité, dans un état de faiblesse ou dans une extrême lenteur. 3°. Enfin si les vaisseaux d'un calibre différent, c'est-à-dire, les gros, les moyens et les petits sont également subordonnés aux loix de la gravité. La pesanteur du sang d'une salamandre vivante, excède de beaucoup celle de l'eau de la fontaine : ce fluide soit veineux, soit artériel, distillé goutte à goutte sur sa surface, se précipite au fond avec d'autant plus de rapidité qu'il est déjà coagulé (*Exp. XIX*, *XX*).

Le sang doit sans doute sa pesanteur aux globules rouges (*Exp. XIX*), dont le fer est un des principaux élémens.

Les effets de la gravité sont dans les animaux privés de vie, en raison inverse de la petitesse des vaisseaux, c'est-à-dire, plus considérables dans les gros, moins sensibles dans les moyens et presque nuls dans les capillaires (*Exp. XXI*, *XXII*, *XXVI*, *XXVII*, *XXXII*, *XXXIV*, *XXXV*, *XXXVI*, *XL*, *XLI*).

La gravité exerçant une action favorable au cours naturel du sang, augmente sa vîtesse dans les vaisseaux pourvus d'un moyen calibre (*Exp. XXIII, XXIV, XXVI, XXVIII, XXIX, XXXI, XXXV, XXXVIII, XXXIX*) : mais si cette puissance agit dans un sens contraire, la circulation se ralentit, rétrograde ou s'arrête, suivant la force de la gravité (*Exp. XXIII, XXIV, XXVI, XXVIII, XXIX, XXXI, XXXII, XXXIII, XXXV, XXXVIII, XXXIX, XL*).

Il n'est qu'un seul cas où les vaisseaux moyens soient indépendans de la gravité, c'est lorsque le sang se meut très-rapidement (*Exp. XXV, XXVI, XXX*).

TROISIÈME RÉSULTAT.

CE résultat confirme un des points les plus importans de la médecine. A peine a-t-on ouvert une veine, que le sang dont elle est remplie, celui des rameaux voisins et des artères avec lesquelles ils s'anastomosent, redouble de vîtesse et s'échappe à travers l'incision. Cette vérité découverte par Bellini, après avoir éprouvé les plus grandes oppositions, a obtenu par les expériences de Heide et de Haller, un assentiment général. Mes recherches sur cette importante question ont donné les résultats suivans.

1°. Si l'on incise, en tout ou en partie, une

veine remplie de sang, il se manifeste de suite, tantôt deux courans opposés, qui jaillissent à travers l'ouverture (*Exp.* XLV, XLIX, LIX, LXXI, LXXII), tantôt une seule colonne (*Exp.* LXV, LXXII), ou bien une parfaite immobilité au-dessus et au-dessous de la section (*Exp.* LIX, LXVI, LXVII, LXXI, LXXII).

2°. Les deux courans ont lieu, quoique le fluide veineux eût auparavant perdu son mouvement (*Exp.* XLIII, XLIV, XLVI, LI, LXI, LXII, LXVIII, LXX, CI).

3°. Dans l'un et l'autre cas, c'est-à-dire, que le sang circule ou soit immobile, celui des ramifications de la veine incisée, se dirige vers l'ouverture par laquelle il s'échappe (*Exp.* XLV, XLVII, XLVIII, L, LI, LII, LIV, LV, LVI, LXV).

4°. Le sang de l'artère communiquante passe à la veine qu'on a ouverte, et recouvre ou accélère son cours, suivant l'immobilité ou la vîtesse dont il était frappé avant l'expérience (*Exp.* XLIX, LI, LIV, LVIII, LXV, LXVI).

5°. La piqûre des artères produit les mêmes phénomènes : le sang forme un ou deux courans qui s'écoulent à travers l'incision (*Exp.* XLII, L, LXIV, LXXII, LXXIII, LXXIV), ou s'arrête dans la partie supérieure et inférieure à l'ouverture (*Exp.* LXXII).

6°. Le sang veineux et artériel ne cesse ensuite de circuler et de s'échapper à travers l'incision, qu'à raison de ce que le systême vasculaire ayant perdu de son énergie, et la circulation de sa force, les bords de l'ouverture se resserrent, au point de fermer l'orifice : en effet si on le rouvre, le sang jaillit de suite, et le mouvement se rétablit dans tout le vaisseau (*Exp. LXVI, LXVII*).

7°. Il est digne de remarque, que si l'on incise un vaisseau d'un diamètre inégal, le sang se dirige du côté le plus large (*Exp. XLVI*), et s'y porte même quelquefois avec force et rapidité, au point de suspendre dans la portion la plus étroite de l'artère ou de la veine, le courant qui ne peut s'écouler, que lorsque l'autre colonne a diminué de vîtesse et en quantité (*Exp. LII, LIII, LV*).

8°. Il n'est pas moins étonnant, qu'après avoir pratiqué plusieurs incisions, le résidu de sang qui a perdu toute sa vélocité, recouvre en partie son mouvement et s'écoule par la seconde ou troisième ouverture(*Exp. LXV, LXXXIV, LXXXV, XCI*).

9°. Le sang forme souvent, autour de l'ouverture, un caillot qui, en bouchant l'orifice, rétablit la circulation (*Exp. XLV, LVI*) : mais à peine a-t-on enlevé ce grumeau, que le sang continue son jet à travers l'incision (*Exp. LVI, LVII*) : Haller avait fait, avant moi, cette dernière observation.

QUATRIÈME RÉSULTAT.

LA rescision du cœur et de l'aorte produit dans le sang de semblables effets. Car si le fluide veineux ou artériel cesse quelquefois de s'écouler (*Exp. LXXV, XCVIII, C, CI*), il arrive plus souvent que le premier rétrograde vers le trou, par lequel il s'échappe (*Exp. LXXIX, LXXXI, LXXXII, LXXXIII, LXXXIX, XCI, XCV, XCVI, XCIX, CXLIV*), et que le second se dirige du même côté, soit en conservant son mouvement ordinaire (*Exp. LXXV, LXXVIII, LXXXI, C*), soit en redoublant de vîtesse (*Exp. LXXVI, LXXVII, LXXX, LXXXIV, LXXXV, XXXVI, XCVIII, XCIX*).

Si la circulation est généralement suspendue, l'ouverture du cœur la rétablit dans les artères et les veines, et le sang jaillit à travers l'incision (*Exp. LXXXVIII, XCVII*).

CINQUIÈME RÉSULTAT.

QUELLE peut être la cause de ce courant du sang vers l'ouverture d'une artère, d'une veine ou du cœur, qui se maintient même quelque temps après l'enlèvement de ce viscère (*Exp. LXXV, LXXVI, LXXVII, LXXVIII, LXXXI, LXXXII, LXXXVIII, XCVI*)? L'influence de la gravité sur la circulation (*11e Résult.*) ne peut concourir à l'existence de ce phénomène , puisque la colonne du sang se dirige , contre son propre poids , vers l'incision (*Exp.* *XLIII , XLIV , LXI,LXII,LXXXIII,LXXXIV,LXXXV,LXXXVII*).

A peine a-t-on ouvert le cœur ou un vaisseau sanguin , que l'animal éprouve des convulsions violentes , occasionnées sans doute par la section des filamens nerveux dont ces parties sont pourvues. Le mouvement accéléré du sang vers l'incision serait-il l'effet de ces convulsions? Quoique ce soupçon parût peu vraisemblable , je devais le soumettre à l'expérience , en observant attentivement tous les phénomènes qui se manifesteraient dans le système vasculaire , au moment de l'irritation ou de l'incision des nerfs.

Le résultat fut , qu'en piquant ou en détruisant la substance nerveuse , l'animal était frappé de mouvemens convulsifs , qui se communiquaient à la circulation ; mais le désordre des nerfs ayant cessé , le sang reprenait son cours ordinaire , bien que j'eusse enlevé la masse entière du cerveau (*Exp.* *CV , CVI , CVII , CVIII , CIX , CX , CXI , CXII , CXIII*).

Plus je réfléchissais sur ce fait , plus il me confirmait dans le soupçon que j'avais déjà conçu : en effet , quoique j'eusse vu plusieurs fois le courant du sang se diriger vers l'ouverture, malgré l'ordre constant et régulier de l'action des nerfs ,

il était douteux si les désordres qui se manifestaient, à la suite de l'irritation de ce systême, dans
le mouvement du sang, provenaient de cette irritation, ou bien d'une simple secousse mécanique :
et mes observations ne permettent point de douter que les irrégularités qu'éprouvent alors les
vaisseaux ne dépendent d'une commotion des
parties, puisqu'en prévenant ses effets, les convulsions des nerfs, quelle que soit leur violence,
n'apportent aucun changement dans la circulation (*Exp.* CXIV, CXV, CXVI, CXVII, CXVIII,
CXIX).

Je fus donc obligé de rechercher une autre
cause ; mais avant d'exposer les détails qu'elle entraîne, je noterai la différence remarquable que la
privation du cerveau ou du cœur établit entre les
degrés de force et de vie que conservent les animaux. L'enlèvement du cœur ne semble d'abord
rien changer à l'économie de leurs systêmes : ils
font usage de leurs membres, ils courent, ils
sautent, ils se précipitent dans l'eau, nagent,
paraissent à la surface, exécutent enfin les mêmes
mouvemens que dans l'état de santé. Mais lorsqu'on détruit le cerveau, les animaux perdent
tout-à-coup l'usage de la sensibilité et de l'irritabilité ; et s'ils paraissent, en sortant de cette
espèce de léthargie, recouvrer l'action et l'usage
des parties ; ils restent néanmoins dans un état de

stupeur et de débilité, et ne périssent qu'après quatre ou cinq jours et quelquefois plus tard, tandis que ceux auxquels on a enlevé le cœur succombent, malgré la vigueur et la force qu'ils avaient conservées, vers le premier ou le second jour (*Exp. CXX, CXXI, CXXII, CXXIII*) (8).

Il ne faut point s'étonner de cet état d'assoupissement et de stupeur chez les animaux privés du cerveau, c'est-à-dire du siége principal de la sensibilité ; et si l'extraction du cœur amène une mort plus prompte, c'est sans doute parce qu'elle anéantit la circulation qui se maintient, pendant quelque temps, malgré la destruction du cerveau (*Exp. CXII, CXIII, CXVII, CXIX*).

S I X I È M E   R É S U L T A T.

HALLER, étonné de la force et de la rapidité avec lesquelles le sang se dirige vers l'ouverture du cœur ou d'un vaisseau, entreprit un grand nombre d'expériences, pour découvrir la véritable cause de ce phénomène. Ce fait, qu'il trouva constant et invariable, lui parut donner la solution du problême : les globules tendent sans cesse à se porter vers l'endroit où ils sont en plus grand nombre. Ainsi le sang contenu dans un anévrisme attire celui des rameaux voisins, et n'en ressort, que pour se rendre dans une partie pourvue d'une quantité plus considérable de globules. Le sang qui s'accumule en deux endroits différens, déter-mine, dans les globules du milieu, deux courans opposés qui se dirigent vers chacune de ces masses magnétiques. Si ce fluide s'échappe de quelque veine et se répand sur le mésentère, il est quelquefois entièrement absorbé par le même vaisseau : d'où l'on peut conclure, avec quelque probabilité, que le sang s'amasse dans les cavités qui en contiennent le plus ; et qu'il est en consé-quence attiré, dans les animaux qui ont cessé de vivre, des rameaux aux troncs et des troncs au cœur; en sorte que le fluide veineux conserve alors son cours ordinaire, et que l'artériel suit un mou-vement rétrograde.

Telle était l'opinion d'Haller dans son premier mémoire *sur le mouvement du sang ;* mais dans celui qui renferme le détail des expériences, il déclare n'employer le nom d'*attraction* que pour désigner une *classe* de mouvement. Enfin en traitant dans sa grande physiologie de cette ques-tion importante, bien loin de se servir du mot d'attraction, il adopte une théorie différente, que je crois devoir rapporter ici en entier.

« Etsi adeo vim arteriæ contractilem nimis
» ornatam fuisse persuadeor, ad occultæ tamen
» contractionis speciem, vim non illubens refer-
» rem, quam dixi, derivationis, et quæ et in vivente
» animale , et in nuper mortuo, sanguinis motum

» sola gubernet. Nempe de incisa arteria, et per-
» inde quidem de secta vena, sanguis maxima
» velocitate effluit, eo modo, ut de vicinis truncis,
» ramisque, et secundum circuitus sanguinei leges,
» et contra easdem, in vulnus ruat, ut etiam con-
» tra ponderis vim, et directionem naturalem in
» rimam se præcipitet. Ita etiam in stagnante san-
» guine novo nascitur velocitas, et evulso demum
» corde, aut revinctis magnis aortæ ramis, atque
» recisa adeo ab arteriis cordis potentia, tamen
» sanguis novam velocitatem acquirit, quæ neque
» a corde est, neque a pondere, neque ab ulla
» potentia nobis cognita, nisi occultam, atque
» subtilissimam vasorum minimorum contractio-
» nem admittas, quæ sanguinem contentum undi-
» que urgeat pari vi, et quæ motum nullum ge-
» nerit, dum omnia vasa integra sunt, tunc autem
» se exserat, et sanguinem in novum motum res-
» tituat, et denique per vulnus exprimat, quando
» locus aliquis natus est, a quo eandem pressio-
» nem dempseris. Non ideo velim me videri con-
» traria dicere priorum, quando contractilem
» vim ab arteriis eorum animalium minoribus
» abesse scripsi. Phænomena eo loco narravi, ne-
» gavi conspicuam in minimis arteriis contractio-
» nem reperiri, et nunc sincerus aliud phænome-
» non propono, quod non videtur absque aliqua
» contractione intelligi posse : ea vero contractio

» a vita non pendet, neque musculosæ est indolis,
» quæ a morte supersit, et ad nativum potius ela-
» terem tensæ fibræ cellulosæ spectat ; ea enim
» alio etiam in exemplo, sed lente, et multis con-
» tinuis diebus, arterias calidorum animalium res-
» citas exinanit, diametrumque minuit, et lumen
» delet ». (*Phys. tom. II, pag. 215.*)

L'attraction ne peut être en effet regardée comme la cause du double courant du sang vers l'ouverture des vaisseaux : 1°. parce que le sang se porte également des rameaux au tronc et du tronc aux rameaux, c'est-à-dire dans des lieux qui en contiennent une quantité très-inégale et très-disproportionnée (*Exp. XLVI, LIII, LV*) ; 2°. cette attraction réciproque des globules, que j'ai si souvent observée, est trop faible et trop lente, en comparaison de la vîtesse avec laquelle le sang accourt vers l'incision. Enfin il arrive fré-quemment que le sang pénètre dans des parties, où l'on n'apperçoit aucune goutte de ce liquide, quoiqu'il soit obligé même de s'élever perpendicu-lairement (*Exp. LXXXIV, LXXXV, LXXXVI, LXXXVII*).

L'hypothèse d'Haller, fondée sur une contrac-tion invisible des vaisseaux, au moyen de laquelle le sang pressé de toute part avec une égale force, redouble de vîtesse et jaillit à travers l'ouverture, est ingénieuse et même vraisemblable : avant de chercher à connaître si cette contraction vasculaire était apparente à la vue, j'ai cru devoir examiner si les vaisseaux éprouvent un gonflement ou une dilatation dont l'existence, en supposant celle du rétrécissement, deviendrait un des appuis les plus solides de la théorie du Physiologiste de Berne. Mes expériences n'ont point donné sur ce sujet une conformité de résultats. Plusieurs artères et plusieurs veines m'ont offert une augmentation de diamètre (*Exp. LXVI, LXX, CXXIV, CXXV, CXXIX, CXXXIII, CXXXIV*); mais un grand nombre d'autres vaisseaux n'ont manifesté aucun accroissement sensible, quoiqu'en suspendant le mouvement du sang, soit avec une ligature, soit au moyen d'une compression, j'eusse accru considérablement la masse de ce fluide (*Exp. CXXVI, CXXVII, CXXVIII, CXXIX, CXXXI, CXXXII, CXXXIII*).

Ces recherches ne remplissant point mes vues, j'ai voulu m'assurer d'une manière directe et positive, si les artères et les veines diminuaient de calibre. J'avais observé plusieurs fois que les vaisseaux, débarrassés du lien ou de la compression, et par conséquent de la surabondance des globules qui avaient occasionné leur gonflement, reprenaient l'état de rétrécissement qui leur est naturel; mais je desirais savoir si ce rétrécissement deviendrait plus considérable, en diminuant la quantité du sang ou en facilitant son entier écoulement par la destruction du cœur, &c. Le résultat de mes expériences a été, que deux des vaisseaux (l'aorte et la veine cave) où la diastole et la systole sont sensibles, perdaient, après l'extravasement du sang, quelques degrés de diamètre (*Exp. CXXXV, CXXXVI, CXXXVII, CXXXVIII*); tandis que tous les autres conservaient la même étendue et la même grosseur : vérité dont j'ai acquis la certitude, en mesurant rigoureusement, avant et après l'expérience, le calibre des artères et des veines (*Exp. CXXXVIII, CXXXIX, CXL, CXLI*).

Les vaisseaux que la petitesse ne permettait point de soumettre à une mesure mécanique, ne paraissaient à la vue ni augmenter ni diminuer de calibre, soit à l'extérieur, soit dans la cavité (*Exp. XCVIII, CXLII, CXLIII, CXLIV, CLXV*).

Ces faits, quoique défavorables à l'hypothèse d'Haller, sont bien loin de la renverser (car cette contraction des vaisseaux est si subtile, suivant cet écrivain, qu'elle se dérobe à la vue); ils la placent seulement au nombre de ces théories, que les auteurs imaginent pour expliquer à leur gré, quelque phénomène de la nature.

La contraction qui pousse le sang vers l'ouverture, ne dépend, suivant Haller, ni de la vie ni de l'action musculaire ; elle est l'effet de l'élasticité

cité du tissu cellulaire des membranes. « Ea vero
» contractio à vita non pendet, neque musculosæ
» est indolis, quæ à morte supersit, et ad nativum
» potius elaterem tensæ fibræ cellulosæ spec-
» tat ». (*Ibid.*) Les vaisseaux qui sont privés de
cette force ne pourront donc occasionner ce
flux et ce reflux du sang vers l'ouverture ? Cependant l'expérience nous fait voir que ce phénomène a lieu dans les premiers jours de la formation du poussin et des têtards , quelque mou et
flexible que soit le tissu des tuniques artérielles et
veineuses (*Exp. LXVI , LXVII , XCXV , XCXVI ,
XCXVII , XCXVIII , XCXIX , CII*); mais elle nous
apprend aussi que malgré cet état de mollesse et
de ténuité , les vaisseaux se dilatent sensiblement
si le sang surabonde dans leurs cavités (*Exp. LXVI ,
LXX*) ; et cette dilatation ne peut s'opérer sans
que les tuniques ne soïent douées de quelques
degrés d'élasticité. Il est vrai cependant que les
artères et les veines ne perdent avec le sang que
l'augmentation de calibre dûe à la surabondance
de ce liquide , et qu'elles conservent le même
diamètre qu'elles avaient auparavant. Tous ces
faits bien pesés ne décident néanmoins en faveur
d'Haller , ni contre son opinion.

Les deux faits suivans sont peut-être moins
favorables à cette hypothèse. Le premier est tiré
des observations *LXIII* et *LXIV* : l'artère , dont il

y est question, fut à peine incisée, que la colonne du sang se divisa en deux courans opposés qui s'échappèrent à travers l'ouverture : ces courans remplissaient d'abord tout le canal du vaisseau ; mais ils diminuèrent insensiblement au point de ne présenter qu'un petit filament rougeâtre suspendu dans l'axe de l'artère, et que l'œil pouvait à peine distinguer. Un partisan d'Haller aurait cru qu'à proportion que les colonnes perdraient de leur volume, les parois des artères se rétréciraient ; cependant elles conservèrent la même largeur soit externe soit interne, dont elles étaient pourvues avant l'expérience (*Exp. LXXIII , LXXIV*).

Le second fait, que j'ai oublié de rapporter avec les autres observations, n'est pas moins concluant : je prends une portion d'intestin d'un jeune veau ou de quelqu'autre animal ; après l'avoir fortement distendue et remplie d'eau au moyen d'un piston, j'y fais une double ligature : à peine la partie supérieure est-elle légèrement incisée, que l'eau jaillit et ne cesse de s'écouler que l'intestin ne soit débarrassé de celle qui lui donnait une tension trop forte.

Ce jet d'eau peut être comparé à celui du sang à travers l'ouverture d'un vaisseau : mais si une compression, aussi considérable que celle de l'intestin, ne chasse qu'une très-petite quantité d'eau, le rétrécissement insensible d'une artère ou d'une veine pourra-t-il produire un écoulement aussi rapide et aussi abondant que celui qui s'échappe des vaisseaux, quoique le sang soit obligé de s'élever perpendiculairement (*Exp. LXXIX , LXXXII, LXXXIV, LXXXV, LXXXVI, LXXXVII*)?

Tous ces faits sont bien loin de détruire entièrement l'hypothèse d'Haller; ils me semblent seulement devoir suspendre l'opinion des physiologistes, jusqu'à ce que de nouvelles expériences ayent levé tous les doutes que laisse cette théorie, ou renversé les bases sur lesquelles elle repose.

Mais si les causes que nous avons énumérées sont gratuites, insuffisantes ou mensongères, quelle théorie faudra-t-il admettre? J'aime mieux avouer mon ignorance, qu'embrasser un systême qui ne s'accorderait pas entièrement avec les loix établies par la nature.

SEPTIÈME RÉSULTAT.

Un célèbre professeur de Montpellier (Lamure), a prétendu que les artères ne battaient point, et que leur prétendue pulsation était une apparence qu'il fallait attribuer aux mouvemens du cœur, qui les soulève pendant sa contraction. Voici un léger apperçu de cette théorie singulière, que d'autres écrivains avaient adoptée avant lui, mais qu'il s'est en quelque sorte appropriée par les nouveaux faits dont il l'a étayée.

On croit communément que le battement des artères est dû au choc qu'elles reçoivent du sang poussé par le cœur. Suivant les physiologistes, la plus forte pression latérale n'excède la plus faible que d'environ $\frac{1}{80}$. Le diamètre de l'artère n'augmente donc que de $\frac{1}{80}$. Ainsi en supposant que le calibre de l'aorte, par exemple, soit de dix lignes, son accroissement ne sera que de $\frac{1}{8}$ de ligne. Les artères intestinales, ayant un diamètre d'environ $\frac{1}{10}$ de ligne, n'éprouveront pendant la diastole qu'une augmentation de $\frac{1}{80}$ de $\frac{1}{10}$ de ligne, c'est-à-dire, $\frac{1}{800}$. Ce $\frac{1}{800}$ de ligne est parcouru en une demi-seconde. L'aiguille des minutes d'une montre ne fait que le trajet de $\frac{1}{80}$ de ligne en une seconde; cependant son mouvement n'est pas apparent, tandis que l'on distingue facilement la pulsation d'un vaisseau. Mais la vélocité des membranes d'une artère est cinq fois moindre que celle de l'aiguille des minutes, et la grosseur de l'une et de l'autre est à-peu-près égale. L'œil qui n'apperçoit point le mouvement de l'aiguille, ne devrait donc point distinguer celui des artères, si ce dernier provenait du frottement des globules sanguins.

Si on lie une artère en deux endroits peu éloignés, la pulsation se maintient entre les deux ligatures avec la même force et la même rapidité, que dans les parties situées au-dessus et au-dessous des liens.

Toutes les artères battent à la-fois, et leur diastole correspond à la systole du cœur : les pulsations ne sont point sensibles au-dessous du vaisseau.

Les veines ne sont point susceptibles de battement, parce que la texture molle et flexible dont elles sont douées, ne leur permet point de recevoir les mouvemens que le déplacement du cœur tend à leur communiquer.

Tels sont les faits et les principaux raisonnemens, d'après lesquels le professeur Lamure conclut que la pulsation des artères ne dépend point de l'impulsion latérale du sang, qu'elle est au contraire l'effet d'une loco-motion de leur canal, produite par le déplacement du cœur, qu'on sait se rapprocher, dans la systole, des parois de la poitrine.

Quelqu'ingénieuse que paraisse cette théorie, j'espère convaincre le lecteur qu'elle repose sur de faux raisonnemens, et sur des données contraires à l'observation et à l'expérience.

1°. Les vers d'eau douce et les vers de terre, chez lesquels une grosse artère remplit les fonctions du cœur, offrent d'une manière très-sensible le phénomène de la pulsation : les battemens mêmes sont apparens, ainsi que la circulation, dans les vaisseaux de la tête ou de la queue, détachés de l'artère principale. (*Riproduzioni animali*, pag. 19 et 20).

2°. Si le battement des artères consistait dans le soulèvement de leur canal, elles ne devraient point augmenter latéralement de diamètre ; cependant l'expérience montre tout le contraire : l'aorte descendante des salamandres, des lézards gris et verts, s'agrandit considérablement de chaque côté (*Exp. CLIV, CLX*). Il en est de même du bulbe de l'aorte des grenouilles et des raines-vertes (*Exp. CLVII*), des artères pulmonaires des lézards gris et verts, dont le calibre s'accroît latéralement d'environ la moitié (*Exp. CLVIII, CLX*).

3°. En examinant avec attention les artères qui serpentent sur la surface externe des membranes, l'on voit que les parties obliques et supérieures (outre les latérales) de leurs tuniques, se dilatent d'une manière égale et uniforme (*Exp. CLXI*), et dès-lors la pulsation ne peut être un simple mouvement de bas en haut.

4°. La crosse de l'aorte des salamandres, dont l'isolement permet un examen facile, présente dans tous les points de sa circonférence, un gonflement si manifeste et si évident (*Exp. CXLVI*), que l'inspection seule de ce gros tronc suffirait pour renverser entièrement la théorie du professeur de Montpellier.

5°. Si l'on coupe transversalement la crosse de l'aorte, et qu'on observe attentivement le tronçon attaché au cœur, l'on apperçoit qu'à chaque pulsation de ce tronçon, son orifice de forme circulaire devient beaucoup plus large (*Expér. CLII*). L'aorte s'agrandit donc, pendant la pulsation, au-dedans et au-dehors de son canal, et bien loin de changer de place et d'être soulevée, elle éprouve une véritable dilatation.

C'est un fait acquis par des preuves incontestables, que cette dilatation provient de l'impulsion que le cœur communique au fluide artériel. Le sang pénètre-t-il lentement dans l'artère ? la pulsation se manifeste par degrés, et ne frappe que la portion du vaisseau soumise à l'excitation de ce liquide (*Exp. CLXVII, CLXX*). Rétrograde-t-il dans l'artère, ou bien cesse-t-il de circuler ? les battemens disparaissent, quoique le cœur continue à se mouvoir (*Exp. CLXVIII, CLXXI*). Interrompt-on, par une ligature, la circulation du sang ? la pulsation se maintient dans la partie supérieure au lien, où subsiste l'impulsion du cœur ; tandis que l'inférieure, qui est privée de sang, ou dans laquelle stagne ce fluide, reste entièrement immobile (*Exp. CLV, CLXIX, CLXX*). Ote-t-on la ligature ? le cours du sang se

ranime dans l'artère , et les battemens se rétablissent dans toute l'étendue de sa surface (*Exp.*
CLXIX , CLXX). Le vaisseau renferme-t-il peu de
sang? les pulsations sont très-faibles(*Exp. CXLVII,*
CLXVII , CLXXI). Cette quantité devient-elle enfin
plus considérable ? l'artère bat avec plus de force
et de rapidité (*Exp. CXLVII*).

Quoique le systême artériel perde, avec le
sang , la faculté de se dilater et de se contracter,
il faut néanmoins excepter la crosse de l'aorte
des grenouilles, des raines-vertes et des salamandres (*Exp. CXLVII, CXLVIII, CLVII*), qui conserve ce double mouvement , même après sa rescision et sa séparation du corps de l'animal (*Exp.*
CXLVIII , CLI) ; et dès-lors il faut conclure que
la pulsation de ce tronc ne dépend point du cœur,
mais bien qu'elle est inhérente à l'aorte même :
expérience qui, de l'aveu de Lamure, suffit pour
renverser son hypothèse.

L'aorte même , quoiqu'attachée au cœur ,
prouve que ses mouvemens sont indépendans de
l'action de ce viscère. 1°. La systole du cœur et
celle de l'aorte se correspondent , tandis que ce
vaisseau devrait, suivant les principes de Lamure,
se dilater , lorsque le cœur se contracte (*Exp.*
CXLIX , CL). 2°. L'aorte se meut fréquemment sans
le cœur et réciproquement (*Exp. CXLIX*). 3°. La
pulsation de ce tronc continue quelquefois après

la destruction de cet organe (*Exp.* CXLIX, CL). La systole et la diastole de l'aorte n'ont donc aucun rapport avec celle du cœur.

On pourra m'objecter, peut-être, que s'il est prouvé que le battement des artères ne dépend point du déplacement du cœur, il est douteux qu'il provienne toujours de l'impulsion du sang : l'aorte des grenouilles et des salamandres conserve en effet, après l'écoulement de ce liquide, un mouvement de dilatation et de contraction (*Exp.* CXLVII, CXLVIII, CLVII). Le cœur, en outre, séparé de l'animal, ne cesse point de battre, quoiqu'il ne contienne aucun globule rouge. Haller, auquel on avait fait cette objection, y répond, en disant, que tous les corps qui possèdent une propriété stimulante, peuvent produire sur le cœur les mêmes effets que le sang , c'est-à-dire, mettre en action son irritabilité ; l'air jouit surtout de cette prérogative : une bulle gazeuse, renfermée dans les cavités du cœur détaché d'une grenouille, détermine pendant plusieurs heures, le mouvement de ce viscère, et le rappelle même lorsqu'il était interrompu. Si le système vasculaire conserve son activité, quoiqu'entièrement dépourvu de sang, il faut sans doute croire qu'un fluide aériforme remplace ce liquide ; car des expériences positives nous apprennent que le cœur cesse de battre dans le vide de la machine pneumatique, et qu'il reprend à l'air libre son premier mouvement : nos recherches prouvent d'ailleurs l'existence d'un fluide élastique et invisible emprisonné dans les artères et les veines. Au reste, les pulsations sont en raison directe de l'impulsion du sang ; elles commencent et cessent avec le mouvement de ce fluide : et l'on ne doit point s'étonner que la crosse de l'aorte et de la veine cave des salamandres et des raines-vertes, détachée même de l'oreillette et entièrement vide de sang, soit indépendante de cette loi, puisque leur tissu musculeux (*Exp.* CLXV) leur donne la faculté de recevoir, ainsi que le cœur, l'impression de l'air ou de tout autre stimulus (*Exp.* CLXV , CLXVI).

L'aorte des salamandres, des grenouilles et des raines-vertes se rapproche, durant sa pulsation, des parois du cœur en état de systole (*Exp.* CLIII) : d'où résulte que ce vaisseau n'offre point l'alongement dont sont susceptibles l'aorte descendante des salamandres, et les artères pulmonaires des lézards gris (*Exp.* CLIV , CLV , CLVIII). Si cet alongement n'a point donné lieu à l'équivoque du médecin français, il pouvait au moins favoriser son opinion ; car l'on peut dire que dans le moment où les artères s'alongent, ces vaisseaux changent véritablement de place, au moins dans les endroits où ils forment des courbures, dont le diamètre devient alors beaucoup plus étendu (*Exp. CLIV, CLVIII*). Il arrive même quelquefois que le calibre augmente ou diminue, au point que l'artère représente un vermisseau qui se plie et se replie (*Exp. CLVIII*). Mais en examinant les artères avec toute l'attention nécessaire, et sans être préoccupé d'aucune hypothèse, on trouve que ce déplacement et ce mouvement vermiculaire, sont toujours accompagnés d'une véritable dilatation du canal ; en sorte que la pulsation se compose d'un double mouvement, l'un d'alongement qui semble déplacer l'artère, et l'autre de gonflement qui en agrandit le calibre (*Exp. CLIV, CLV, CLVIII*).

Lamure s'autorise, pour réfuter l'opinion commune des physiologistes et appuyer celle qui lui est particulière, de la pulsation qu'il a observée dans une portion d'artère située entre deux ligatures. Je note d'abord que ce phénomène n'est pas constant et général : je ne l'ai jamais apperçu dans les artères du poussin, dans l'aorte descendante des salamandres et des lézards verts, ni dans les vaisseaux pulmonaires des lézards gris et verts (*Exp. CLV, CLVI, CLXII, CLXIX, CLXX*) ; une seule ligature a même suffi pour détruire au-dessous, toute apparence de pulsation (*Exp. CLV, CLIX*).

J'observe en second lieu que la seule artère,

(la crosse de l'aorte des salamandres) qui se contracte nonobstant les deux liens (*Expér.* CLXIII) , bien loin d'être favorable à l'opinion de Lamure , en démontre l'insuffisance , puisque la pulsation de ce vaisseau est une véritable dilatation de son canal (*Expér.* CLXIII) , et qu'elle se maintient , malgré la séparation de l'artère d'avec le cœur (*Exp.* CLXIII) , et même après sa section au-delà des ligatures et son extraction du corps de l'animal (*Exp.* CLXIV). Il y a cette seule différence , que la portion de l'aorte comprise entre deux liens , ne renfermant aucun globule , se dilate et se contracte seulement dans la crosse ; tandis qu'elle bat d'un lien à l'autre , lorsqu'elle est remplie de sang (*Exp.* CLXIV) : phénomène dont l'impression de l'air (beaucoup plus forte sur les membranes de la crosse de l'aorte , à raison de leur texture musculeuse , que sur les autres parties du même vaisseau) donne une explication satisfaisante.

Il paraît que si les artères sont douées d'une irritabilité considérable , les ligatures ne peuvent empêcher l'effet de cette force , c'est-à-dire, un léger mouvement de systole et de diastole ; mais l'irritabilité n'exerçant qu'une action très-faible ou presque nulle , la dilatation et la contraction du vaisseau cessent entièrement : de-là sans doute l'immobilité, dont toutes les artères (la crosse de l'aorte exceptée) m'ont paru frappées au-dessous des ligatures : ce n'est point qu'elles soient dépourvues de toute excitabilité, car les bords de l'incision peuvent se resserrer au point de se toucher (*Exp.* CLXVII *,* CLXX) ; mais ce faible degré de vitalité ne peut être mis en action par le simple contact de l'air ou du sang en stagnation, il demande un stimulus plus actif, tel que celui des globules agités du mouvement qu'ils ont reçu du cœur.

Il me reste à tirer de ces faits deux corollaires. Le premier concerne l'inégalité de la dilatation des artères pendant la pulsation. Cette dilatation diffère à raison des vaisseaux et des animaux. 1°. Le gonflement des artères pulmonaires des lézards gris et verts, est, proportion gardée, infiniment plus considérable que celui de l'aorte (*Exp.* CLX): il en est de même de la crosse de l'aorte des salamandres, relativement à l'aorte descendante. 2°. L'aorte des lézards gris et verts se dilate à un degré beaucoup moindre, que celle des grenouilles et des salamandres (*).

Le second corollaire prouve la fausseté du

(*) Je n'ai point rapporté ces deux faits avec les expériences ; mais je puis assurer le lecteur de les avoir plusieurs fois observés.

calcul de Lamure concernant la dilatation des artères, puisque le calibre de ces vaisseaux augmente quelquefois durant la pulsation d'environ la moitié (*Exp.* CXLVI, CLIV, CLVII, CLVIII, CLX).

N O T E S.

Note 1, page 239. L'IRRITABILITÉ s'exerce sous un double mode de *contraction* et de *dilatation :* l'un et l'autre constituent l'essence de cette faculté ; ils agissent à des intervalles différens , sans rompre l'unité de la force dont ils manifestent la puissance.

L'irritabilité est une propriété de la fibre musculaire. Les expériences les plus directes prouvent qu'elle est indépendante de la réaction du cerveau et des moelles ; mais elle paraît subordonnée à la vie particulière dont jouissent les nerfs , vie qu'il ne faut point confondre avec celle qui résulte de l'universalité du systême nerveux, et dont les actes s'exécutent dans le *sensorium commune.*

L'irritabilité ne peut être mise en action que par la présence d'un stimulus : ce stimulus n'opère point l'effet d'un simple contact mécanique ; il produit une excitation d'autant plus grande que cette force est plus active , et réciproquement ; il est en outre d'une nature différente , suivant les parties qui sont douées de la force d'irritabilité. Il paraît vraisemblable que le fluide électrique est le principe déterminant des mouvemens spontanés , le sang de la systole et de la diastole du cœur et des vaisseaux ; l'air de l'inspiration et de l'expiration ; les sucs alimentaires du mouvement intestinal ; l'urine de la vessie , &c. &c. La permanence d'un stimulus n'entraîne point celle de son activité. Le sang , le fluide électrique , &c. ne cessent d'affecter leurs systêmes respectifs , sans entretenir en eux un état continuel d'énergie , c'est-à-dire , de contraction. Mais est-il bien prouvé que la contraction soit le mode actif de l'irritabilité ? Ne faudrait-il pas accorder cette prérogative à la dilatation , s'il est vrai que dans l'état de passivité, les fibres soient plus rapprochées ; qu'elles s'écartent, se gonflent, se dilatent, à mesure qu'elles s'animent ; que la dilatation forme le mode actif des poumons, c'est-à-dire l'inspiration ; que cette dilatation cesse avec la vie ; qu'après la mort le cœur soit en systole, les sphincters en contraction, &c. &c.? J'ai tiré de cette présomption physiologique (que je développerai dans le mémoire annoncé à la page 41 des Notices sur Spallanzani) une conséquence relative au traitement des maladies de la fibre. (*Lettre sur les médicamens administrés à l'extérieur de la peau dans les maladies internes.* Pavie, l'an 6, page 51.)

Note 2, p. 246. Il n'est point de système dont le mécanisme se présente à l'imagination sous un aspect plus simple et plus régulier que celui de la circulation. Un muscle creux doué d'une force considérable, et deux ordres de canaux qui apportent et rapportent un fluide rouge et globuleux du centre à la périphérie, et de la périphérie au centre, telle est d'abord l'idée qu'on se forme des organes consacrés au mouvement du sang. Mais l'anatomiste qui veut scruter l'organisation intime de ces parties, trouve dans ce muscle la texture la plus compliquée, et dans ce double ordre de canaux un labyrinthe de plis et de replis, de tours et de contours où il s'égare et se perd. Il est sur-tout étonné des différences remarquables que ce système présente chez les animaux à sang chaud et à sang froid. Le fluide artériel et veineux des premiers est plus vif, plus coloré et moins aqueux : il a une chaleur constante et régulière dans les régions glacées du Nord et les déserts brûlans de l'Afrique ; il se maintient, à l'aide de l'évaporation (quelle que soit la température de l'élément qui l'environne) de trente à trente-deux degrés du thermomètre de Réaumur. Celui

des

des seconds a au contraire une chaleur proportionnée à celle de l'atmosphère dans laquelle ils vivent. Le calorique est moins chez eux un principe constitutif, qu'un élément commun à tous les corps, et dont ils éprouvent l'influence salutaire. Le froid peut même coaguler le sang de ces animaux sans anéantir entièrement la vitalité de leurs organes. Spallanzani m'a assuré avoir conservé pendant deux ans plusieurs grenouilles au milieu d'un tas de neige : elles étaient devenues sèches, roides, presque friables, et n'avaient aucune apparence extérieure de mouvement et de sensibilité. Il suffit cependant de les exposer à une chaleur graduelle et modérée, pour les rappeler à la vie, ou plutôt faire cesser l'état de léthargie dans lequel elles étaient plongées. Le hasard a procuré l'hiver dernier la même observation au professeur Volta : des grenouilles qu'il avait oubliées dans un bocal dont l'eau se congela, donnèrent après plusieurs mois, malgré la désorganisation des parties et sans aucun degré de chaleur artificielle, des signes assez forts de *galvanicité*.

Le cœur des animaux à sang froid se compose d'un ventricule et d'une oreillette : les vaisseaux pulmonaires sont une subdivision de l'aorte et des veines caves : le sang est poussé dans le même instant et par la même force dans toutes les ramifications vasculaires. Chez les animaux à sang chaud le cœur est formé de quatre cavités : les artères et les veines pulmonaires aboutissent directement à ce viscère ; elles forment un ordre séparé de vaisseaux qui n'ont aucune espèce de communication avec ceux des autres organes. De-là une circulation particulière et indépendante du mouvement du sang renfermé dans les ramifications de l'aorte et des veines caves ; circulation dont le jeu est si favorable au mécanisme de la formation et du développement de la chaleur animale, et dans laquelle réside peut-être la cause qui établit l'inégalité de calorique dont sont pourvus les animaux à sang chaud et à sang froid. Le cœur de ces derniers a une action moins marquée sur les artères et les veines : il accélère, il retarde, il trouble, il suspend le cours du sang ; ce fluide circule néanmoins avec vîtesse et régularité dans des vaisseaux séparés du cœur ; la circulation se maintient même après la rescision de ce viscère.

Le systême vasculaire des animaux à sang chaud est intimément lié avec celui des nerfs : il n'est peut-être pourvu d'aucun rameau veineux ou artériel qui ne soit accompagné d'un filament nerveux. Le cœur et le cerveau ont entr'eux les rapports les plus étroits : les lésions les moins graves de la moelle épinière ou alongée, occasionnent les irrégularités les plus grandes dans le mouvement du sang. Chez les animaux à sang froid, les piqûres et l'incision de ces parties ne produisent aucun dérangement notable dans la circulation ; elle continue des jours entiers malgré la destruction du cerveau et de ses dépendances.... Des alimens corrompus, un chyle mal élaboré, une faim trop prolongée, anéantissent dans les premiers la force et la régularité de l'action vasculaire. Une grenouille, un têtard, une salamandre, un lézard peuvent s'abstenir pendant plusieurs mois de toute nourriture sans que la circulation perde de sa force et de sa régularité.... Le physiologiste qui réfléchit sur toutes ces différences, applaudit aux recherches de Spallanzani sur un animal (le poussin) dont l'organisation, ayant des rapports plus étroits avec celle du corps humain, permet de tirer des inductions plus directes et plus positives sur l'action et les usages du systême vasculaire, et sur les maladies qui l'affectent.

Note 3 , p. 252. L'application des méthodes techniques et géométriques aux sciences qui n'en sont pas susceptibles, a beaucoup plus retardé leur progrès, que favorisé leur avancement. Ce serait sans doute un grand pas vers le perfectionnement de la physiologie, que celui de pouvoir soumettre à un calcul mathématique les loix du mouvement du sang, l'affinité des sucs gastriques, le mécanisme des sécrétions, les degrés de la sensibilité, l'action de la force motrice, &c. mais comment atteindre ce but, sans une connaissance exacte et précise de l'organisation des systêmes, de leur structure intime, de leurs élémens , de leur composition, de leur figure, de leur étendue, de leur masse, de leurs rapports soit entr'eux, soit avec les corps externes ? Et ces données, indispensables pour obtenir des résultats rigoureux, pouvons-nous espérer, avec l'imperfection de nos moyens et dans un sujet couvert de ténèbres si épaisses, de pouvoir jamais les acquérir ?

L'économie animale est subordonnée à des loix constantes et invariables ; mais nous ne devons les chercher qu'à l'aide de l'observation et de l'expérience, et dans le corps même où elles déployent leur puissance. Il est rare que l'on puisse faire sur les êtres vivans une application heureuse des principes puisés dans la mécanique. La circulation (pour ne point sortir de notre sujet) ne suit aucune des loix hydrauliques : l'inégalité de calibre dans les vaisseaux, les angles les plus irréguliers, les sinuosités les plus tortueuses, les frottemens les plus considérables, &c. n'apportent, d'après les expériences de Spallanzani, qu'un changement presque insensible dans le mouvement du sang : résultat qui paraît étrange à ceux qui comparent le systême vasculaire à une machine hydraulique; mais dont on n'est surpris ni étonné, lorsqu'on réfléchit que tout est animé dans le corps humain, la fibre la plus simple comme l'organe le plus compliqué, et que les viscères qui forment un point central de vitalité, sont plutôt tributaires des parties auxquelles ils correspondent, qu'un foyer d'où partent les rayons vitaux qui doivent les vivifier. Au reste, la secte des médecins mécaniciens compte, du moins en France, un très-petit nombre de partisans.... Si la révolution, que la chimie vient d'éprouver, n'eût été faite et dirigée par des hommes qui réunissent les lumières les plus vastes à la connaissance la plus profonde de la science de l'homme, les écoles retentiraient déjà des extravagances de Paracelse et de Willis, que quelques personnes cherchent en vain à renouveller.

Note 4, p. 266. Telle est la force des préjugés et des hypothèses, qu'ils aveuglent souvent les personnes les plus capables d'en reconnaître l'erreur et la nullité. Spallanzani, qui s'est assuré par les expériences les plus directes et les plus positives, que le cours du sang s'exécute avec vîtesse et régularité dans des vaisseaux séparés du cœur par une ligature ou par une section, que la circulation se maintient dans l'universalité des artères et des veines, plusieurs heures et même des jours entiers, après la destruction de ce viscère, croit néanmoins que le cœur est le seul et unique mobile du mouvement du sang. Je ne pourrais mieux réfuter cette étrange opinion de notre professeur, qu'en rapportant les expériences contenues dans la quatrième section de la troisième dissertation, auxquelles je renvoie le lecteur. Mais quelles sont les causes qui secondent l'activité de cet organe, dans la force et la vélocité dont jouit le fluide artériel et veineux? La plus puissante consiste peut-être dans l'action contractile

des artères et des veines pourvues , d'après l'observation
de J. Hunter et de Scarpa , d'un tissu fibreux, d'autant
plus ferme et compacte, qu'elles sont situées ¡moins près
du cœur ; en sorte que le sang, à mesure qu'il s'éloigne
de ce muscle et perd ainsi du mouvement qu'il en a reçu ,
trouve dans les vaisseaux mêmes une force qui répare les
pertes de ce mouvement, affaiblit les obstacles qu'il rencontre , conserve et maintient sa vîtesse primitive , au
milieu des plis et des replis , des tours et des contours
des rameaux capillaires qui n'admettent à-la-fois qu'une
seule série de globules rouges : c'est au moins la conséquence la plus vraisemblable qu'on puisse tirer de ce fait
anatomique, que j'ai eu plusieurs fois occasion d'observer.

Note 5 , p. 280. Spallanzani ne prétend point nier l'existence des lymphatiques : l'eût-il même fait, à l'époque où
il écrivait cet ouvrage, il aurait partagé l'opinion des anatomistes les plus célèbres : mais il n'est plus permis aujourd'hui, d'après les belles recherches de Cruiskshank, de
Mascagni et de quelques autres, de révoquer en doute cet
ordre de vaisseaux. Les Italiens en font un genre séparé
d'enseignement, c'est-à-dire, distinct des artères et des
veines : cet usage ne tardera pas sans doute à être suivi
dans les universités de France. On apprendra peut-être
avec plaisir que l'immortel professeur de Sienne donne
une édition *in-8°.* de son grand et magnifique ouvrage,
avec deux planches où il a tracé l'esquisse des distribu-
tions principales du système lymphatique. Le premier
volume a déjà paru. Le second contiendra une réponse
aux objections de Florian Caldani (le neveu du célèbre
physiologiste de ce nom) contre l'absorption exclusive
des lymphatiques.

Note 6 , p. 280. Les observations microscopiques de

Spallanzani autorisent à croire que les artères et les veines
renferment , outre le sang , la lymphe , &c. un gaz élastique et invisible ; et les belles recherches de Michel Rosa
(lettere fisiologiche del cavaliere Michele Rosa , con
Osservazioni ed esperienze sul sangue fluido , e rap-
preso, &c. del sig. Pietro Moscati. Napoli, 1788, 2 vol. &c.)
démontrent non seulement son existence, mais encore mettent dans le plus grand jour ses propriétés mécaniques et
vitales , l'influence qu'il exerce sur le mouvement du
sang, sur la pulsation, sur la respiration, ses proportions
dans les artères et les veines , &c. Il reste à déterminer
la nature de cet air, sur laquelle on ne peut faire, sans des
expériences positives, que des conjectures plus ou moins
vraisemblables. La facilité de pouvoir recueillir les gaz
et d'en reconnaître les élémens, le zèle et les lumières des
hommes célèbres qui se livrent particulièrement à cette
branche de la chimie, font espérer qu'on ne tardera pas à
s'occuper de cette matière;et je m'applaudirai d'avoir excité leur attention sur un sujet,dont le développement me
paraît devoir répandre la plus grande clarté sur la sanguification et la circulation.

Note 7 , p. 369. J'ai plusieurs fois été témoin des expériences que Spallanzani faisait sur la circulation languissante. Lorsque l'animal périssait d'une mort lente et pour
ainsi dire graduelle , le sang commençait d'abord à se
ralentir; il perdait peu à peu de son mouvement, il s'arrêtait d'une manière presque insensible : mais en employant les procédés de Haller, c'est-à-dire, en armant
le mésentère de crochets , en tiraillant cette membrane,
dérangeant les vaisseaux de leur position naturelle, les
phénomènes rapportés par ce physiologiste, c'est-à-dire
le balancement, l'oscillation, le flux et le reflux du fluide

artériel et veineux se succédaient alternativement. En résulte-t-il que les observations de Spallanzani détruisent celles de Haller? Je ne le crois pas; il me semble même qu'elles ne sont pas contradictoires : les unes font voir que si la vie s'éteint par degrés, la circulation cesse insensiblement ; les autres prouvent que le sang souffre en s'arrêtant les désordres les plus irréguliers, lorsque l'animal périt d'une mort violente, que les artères et les veines sont tiraillées, froissées, comprimées, irritées : mais les vaisseaux sanguins étant affectés de spasme ou d'atonie, dans le plus grand nombre des maladies qui amènent la destruction de la machine, éprouvant en outre tantôt une action trop forte, tantôt une réaction trop faible, soit des parties qui les avoisinent, soit des fluides qui circulent dans leur cavité, les expériences de Haller doivent être admises dans un sens plus général et plus étendu que celles du professeur de Pavie.

Le mouvement rétrograde du sang vers les veines du cerveau, explique l'élèvement et l'abaissement de ce viscère pendant la respiration. Plusieurs physiologistes, Haller, Spallanzani, &c. ont observé un reflux de ce liquide vers la veine cave inférieure ; Cotugno en a très-bien développé le mécanisme dans un mémoire inséré dans le premier volume des Actes de l'académie royale de Naples.

Note 8, p. 379. Il est digne de remarque que les animaux à sang froid survivent plusieurs jours à la destruction du cœur ou du cerveau, tandis que les lésions les plus simples de l'un de ces viscères, occasionnent, dans les animaux à sang chaud, les accidens les plus terribles. Cette différence tient principalement à celle des rapports qui lient les systêmes organiques dans ces deux classes d'animaux. Chez les premiers, les organes ont une union moins étroite : la fibre, les vaisseaux, les nerfs, les viscères mêmes semblent exercer des fonctions distinctes et séparées, qui n'ont de commun que les résultats nécessaires à l'entretien et à la conservation de la machine entière. Ces parties ont au contraire dans les seconds une organisation plus liée, une action plus étroite, des effets plus intimes, des besoins plus communs ; le cœur ne peut se mouvoir, si la respiration s'arrête ; l'estomac cesse de digérer, si le cerveau est affecté ; les nerfs éprouvent les convulsions les plus violentes, si la circulation se fait avec désordre et irrégularité, &c. Il n'est point facile de remonter à la source de cette différence de rapports ; elle provient peut-être de la connexion inséparable de la circulation avec la respiration chez les animaux à sang chaud, et de l'isolement presque absolu de ces deux fonctions dans ceux à sang froid.

E R R A T A.

Page 7, ligne 26, *vigoureuses*, lisez *rigoureuses*.

P. 16, lig. 23, *des parties*, lisez *de parties*.

P. 35, lig. 6, *Harvée*, lisez *Harvey*.

P. 41, lig. 7, *moins près*, lisez *plus près*.

P. 131, lig. 10, *et moyennes*, lisez *et les moyennes*.

P. 185, lig. 17, *artères*, lisez *veines*.

P. 246, lig. 11, *en sorte*, lisez *c'est-à-dire*.

P. 312, lig. 20, *travers*, lisez *à travers*.

P. 337, lig. 9, *dix-huit jours*, lisez *dix-huitième jour de leur naissance*.

P. 351, lig. 4, 11 et 24, d'$\frac{1}{10}$, lisez de $\frac{1}{10}$.

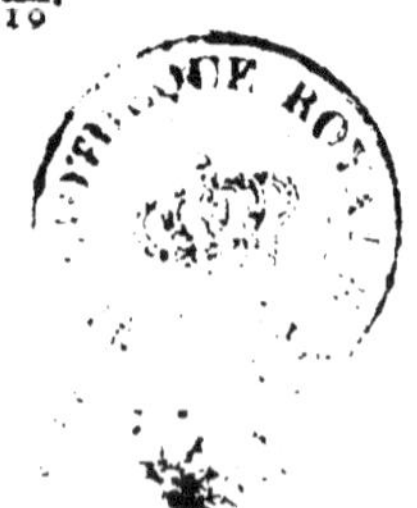

TABLE

Des Dissertations et des Sections.

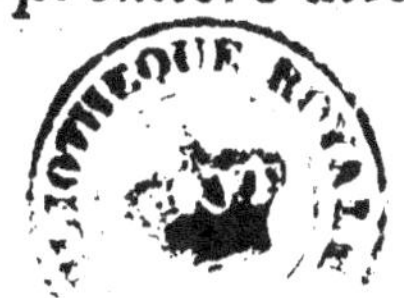

TROISIÈME DISSERTATION.

QUATRIÈME DISSERTATION.

FIN DE LA TABLE.